ADAM

Intention heilt

W0305284

ADAM

Intention heilt

Leitfaden und Arbeitsbuch

Übersetzt von Susanne Supper

arbor
Arbor Verlag
Freiburg im Breisgau

© 2008 DreamHealer Inc.
© 2012 der deutschen Ausgabe: Arbor Verlag, Freiburg
Die Originalausgabe erschien unter dem Titel:
Intention Heals – a guide and workbook

Alle Rechte vorbehalten

1. Auflage 2012

Lektorat: Lothar Scholl-Röse
Gestaltung Buchinnenseiten: Susanne Jäger
Gestaltung Buchcover: Anke Brodersen
Druck und Bindung: Kösel, Krugzell

Dieses Buch wurde auf 100% Altpapier gedruckt und ist alterungsbeständig.
Weitere Informationen über unser Umweltengagement
finden Sie unter www.arbor-verlag.de/umwelt

www.arbor-verlag.de

ISBN 978-3-86781-042-5

Die Ratschläge zur Selbstbehandlung in diesem Buch sind von der Autorin und vom Verlag sorgfältig erwogen und geprüft worden. Dennoch kann eine Garantie nicht übernommen werden. Sie brauchen psychotherapeutische Hilfe, wenn Sie sich durch die Übungen von Emotionen und Erinnerungen überwältigt fühlen. Bei ernsthafteren und/oder länger anhaltenden Beschwerden sollten Sie auf jeden Fall einen Arzt oder einen Heilpraktiker Ihres Vertrauens zu Rate ziehen. Eine Haftung des Autors und des Verlages für Personen-, Sach- und Vermögensschäden ist ausgeschlossen.

Inhalt

Einleitung

Die Kraft der Vorstellung
lässt uns unendlich werden.

JOHN MUIR

Ich bin 15 Jahre alt. Ich sitze im Wohnzimmer und schaue mit meinem Vater und meiner Schwester fern. Plötzlich ertönt der vertraute, herzzerreißende Klang gedämpfter Schreie von oben. Mutter hat wieder eine heftige Schmerzattacke – eines der Symptome ihrer Multiplen Sklerose – eine Trigeminusneuralgie, die gerade so richtig in Schwung kommt.

Als würde ich von einer unsichtbaren Macht bewegt, stehe ich auf und gehe zum Fuß der Treppe. Ich zögere, und dann, als würde ich sanft geschubst, steige ich die Treppe hinauf und betrete den Raum, in dem meine Mutter im Bett liegt und sich ein Kissen auf ihr Gesicht drückt, um die schmerzvollen Schreie zu dämpfen.

Ich gehe zu ihr und lege meine Hand auf ihren Kopf. „Schließe deine Augen, Mama", sage ich und weiß nicht, warum ich das tue. Ich begebe mich in eine sehr tiefe Trance und kann nichts anderes um mich herum erkennen als Bilder meiner Mutter vor mir. Ich bin dabei, mich in ihrem ganzen Kopf umherzubewegen. Ich sehe ein grünes pulsierendes Licht, und es ist mir klar, dass genau dort das Problem ist. Ich ergreife es und ziehe es aus ihr heraus.

Das war vor 6 Jahren und seitdem hatte sie keine Schmerzattacke mehr. Meine energetische Intention, das Leiden meiner Mutter zu lindern, zusammen mit ihrem eigenen Wunsch, gesund zu sein, ermöglichte dieses eindrucksvolle Ergebnis. Unsere Geiste waren in dieser gemeinsamen Intention verbunden, offenbar begünstigt durch eine mir innewohnende natürliche Fähigkeit, meine Energie auf ein spezielles Ziel zu richten.

Das war der Beginn einer erstaunlichen Reise, die ich nicht hätte vorhersagen können. Ich bin privilegiert, mit Tausenden von Menschen zusammenzutreffen, um sie in ihren Fähigkeiten zur Selbstheilung zu unterstützen, wenn wir gemeinsam unsere Energie in dieser einen Intention fokussieren.

Eine kurze Geschichte

Dieses Buch, das Sie in Ihren Händen halten, *Intention heilt*, ist mein 4. Buch in der *Dreamhealer-Reihe*. Ich bin davon überzeugt, dass wir mit ein paar einfachen Werkzeugen alle lernen können, uns selbst bei unserer Heilung zu unterstützen.

Während der letzten 6 Jahre fühle ich mich davon angezogen, Menschen zu heilen und ihnen dabei zu helfen, durch die Erforschung ihrer eigenen angeborenen Energieressourcen zu ihrer Selbstermächtigung zu gelangen. Im Jahr 2003 schrieb ich mein erstes Buch *Dreamhealer*, um meine heilende Gabe mit anderen Menschen zu teilen, und mit der Absicht, sie zu ermutigen, ihre ungewöhnlichen Erfahrungen und Gaben ohne Hemmungen offen zum Ausdruck zu bringen.

Dieses Buch enthält Aufzeichnungen über meine Entdeckungen bei Heilungen, auch bei Fernheilungen, und über die Grundprinzipien der Quantenphysik in Verbindung mit dem Heilen.

Die Publicity, die sich nach der Veröffentlichung von *Dreamhealer* entwickelte, erregte ein enormes Interesse und führte zu einer überwältigenden Zahl von Heilanfragen. Aus erster Hand erkannte ich das verzweifelte Bedürfnis nach Heilung von Körper, Geist und Seele.

Ich wusste nicht, wie ich auf solch eine Nachfrage reagieren sollte, und es war für mich eine unvorstellbare Freude, zu entdecken, dass meine heilenden Fähigkeiten sowohl bei Gruppen als auch bei einzelnen Personen Wirkung zeigten. Es gelang mir, die Auren einer Gruppe von Teilnehmern auf eine einheitliche Frequenz zu bringen und wirkungsvoll eine Gruppenheilung durchzuführen, wie ich dies seit einigen Jahren nun mache. Gruppenbehandlungen, so entdeckte ich, bringen energetisch betrachtet die eigene Heilung wieder in Schwung.

Ich entdeckte auch, dass Visualisierungen ein kraftvolles Werkzeug zur Erschaffung unserer Realität sind unter Zuhilfenahme unserer Intentionen. Um diese Werkzeuge zu unterrichten, habe ich mein zweites Buch geschrieben: *Dreamhealer – A Guide to Self-Empowerment* (dt.: *Selbstheilung durch Visualisierung.* Arbor-Verlag 2009). Meine DVD *Visualizations for Self-Empowerment* bietet anschauliche Visualisierungen, die durch farbige Animationen und Erzählungen lebendig dargestellt werden.

Ich erkannte bald, dass es die Menschen nach mehr Werkzeugen und mehr Erklärungen verlangte, als sie ein verändertes Paradigma erlebten und neue Überzeugungen zum Thema Selbstermächtigung erforschten. In meinem dritten Buch *The Path of the Dreamhealer* (dt.: *Der Weg der Quantenheilung.* Arbor-Verlag 2009) verband ich die Punkte zwischen unserer erlebten Realität und unserer eigentlichen Verbindung untereinander und diskutierte deren wechselseitige Auswirkungen auf unser eigene physische, mentale und spirituelle Gesundheit.

Durch meine Interaktion mit den Tausenden von Menschen, die zu meinen Workshops kommen, und deren Fragen wächst mein Verständnis und meine Arbeit dehnt sich aus. Ich verbinde weiterhin die neueste aktuellste Wissenschaft mit den mystischen Traditionen meiner eingeborenen Vorväter. Ich habe diese

Weisheit über subtile Energien angenommen und verbinde sie mit den gechannelten Einsichten, die ich über das energetische Fernheilen empfangen habe. Es begeistert mich, diese Einsichten mit den aktuellsten wissenschaftlichen Informationen aus der Molekularbiologie, meinem Hauptfach an der Universität, kombinieren zu können.

Das vierte Buch *Intention heilt* ist eine Zusammenfassung jahrelanger Erfahrungen mit Heilungen einzelner Personen und Gruppen, mit Heilworkshops und Konferenzen, und wissenschaftlicher Daten, die mein intuitives Wissen unterstützen. Während meiner Workshops erkläre ich die Beziehung zwischen Wissenschaft und meiner intuitiven oder gechannelten Informationen über Energieheilung. Dann ermögliche ich einzigartige Gruppenheilungen, in denen die Auren aller Teilnehmer in einer einheitlichen Resonanz miteinander verflochten sind. Einzelne Personen werden dann Schritt für Schritt innerhalb des Kontextes der Gruppe dazu geführt, mit sich selbst zu arbeiten. Während der gesamten Veranstaltung herrscht eine geordnete Energie, die die idealen Bedingungen schafft, um heilende Intentionen zu verstärken. Ich habe Tausende von Referenzen erhalten, die von erstaunlichen Veränderungen in der Gesundheit der Menschen berichten, die an diesen gruppenenergetischen Behandlungen teilgenommen hatten.

Umfrage zu Intention heilt

Der Beweis dafür, dass *Intention heilt,* ist eindrucksvoll! In den vergangenen Jahren gab es eine Online-Umfrage für Teilnehmer, die das Buch *Dreamhealer* gelesen und/oder an den Workshops *Intention heilt* oder *Dreamhealer* teilgenommen und diese Techniken angewandt haben. Mit mehr als 2.500 registrierten Antworten sind die Ergebnisse bemerkenswert! Mehr als 75 % der Befragten bestätigen eine deutliche Verbesserung ihrer

Gesundheit dank dieser Praktiken der Selbstermächtigung. Ein Auszug aus der überwältigenden Zahl von Referenzen ist im letzten Teil dieses Buches aufgeführt.

Zusammenfassung der Befragung

Fragen zu Intention heilt	Antworten	
	Ja	Nein
Haben Sie eines der Dreamhealer-Bücher gelesen?	93,02 %	9,58 %
Waren Sie bei einem Dreamhealer-Workshop?	43,80 %	55,13 %
Führen Sie heilende Visualisierungen durch, wie von Dreamhealer empfohlen?	76,79 %	21,90 %
Haben Sie das Gefühl, Ihre Gesundheit hat sich aufgrund der Bücher oder der Workshops verbessert?	75,79 %	22,42 %
Ist Ihr primäres Gesundheitsproblem verschwunden?	29,00 %	68,65 %

Haben Sie das Gefühl, Ihre Gesundheit hat sich aufgrund der Bücher oder der Workshops verbessert?

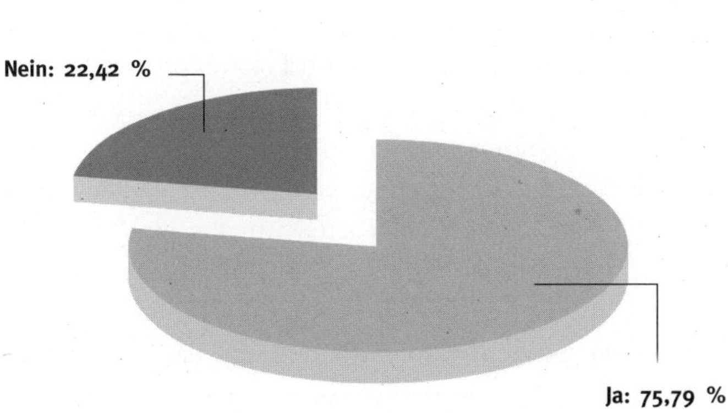

Mit Hilfe von Chi-Quadrat und binomischen statistischen Untersuchungen (Analyse durchgeführt von Statistics Made Easy, Inc.) zeigen die Ergebnisse, dass eine statistisch betrachtet erhebliche Anzahl von Menschen, die das/die Dreamhealer-Buch/Bücher lesen und/oder an den Dreamhealer-Workshop(s) teilnehmen,

- Heil-Visualisierungen durchführen,
- Verbesserungen ihrer Gesundheit feststellen,
- Knapp 1/3 nicht mehr länger an ihren primären gesundheitlichen Problemen leidet.

Im Endeffekt übernehmen die Menschen die Kontrolle über ihre eigenen gesundheitlichen Probleme und bewirken etwas.

Zusätzlich zu meinen Workshops hatte ich die Ehre, mein Material über Heilung mit Hilfe von Intention zusammen mit einigen der fortschrittlichsten Denker auf diesem Gebiet vorzustellen. Im Laufe des Jahres 2006 wurde eine Reihe von Konferenzen in ganz Nordamerika abgehalten mit dem Titel *Intention heilt* mit Dr. Edgar Mitchell, Astronaut, Autor und Begründer des Institutes für noetische Wissenschaften (IONS); mit Dr. Bruce Lipton, Zellmikrobiologe, Autor und Forscher; mit Dr. Lee Pulos, Autor und klinischer Psychologe, und mit mir. Es war eine erstaunliche Erfahrung, die aktuellste Quantenphysik, die letzten Forschungsergebnisse in der Biologie und die Psychologie des Bewusstseins mit gruppenenergetischen Sitzungen zu kombinieren und zu integrieren.

Durch diese Konferenzen erhielten die Teilnehmer alle erforderlichen Informationen, um Heilung durch Selbstermächtigung zu aktivieren, ausgelöst durch unseren primären Katalysator: die Intention. Diese Zusammenarbeit schürte mein Streben nach Wissen. Ich hatte immer mehr das Bedürfnis, meine angeborenen Gaben und meine Sensibilität subtilen Energien gegenüber in einer bahnbrechenden Wissenschaft zu verankern, die ich durch das Studium der Molekularbiologie gefunden hatte.

Ich hatte auch das Vergnügen, mit Menschen aus unterschiedlichen komplementären Heilmethoden zusammenzuarbeiten wie z. B. mit Qigongmeistern, Reikimeistern und Schamanen aus vielen indigenen Kulturen sowie mit Menschen, die aus eigener Kraft diese Fähigkeiten entdeckt haben.

Jeder Heiler hat auf leicht unterschiedliche Weise gelernt, auf seine Fähigkeiten zuzugreifen. Was ich gelernt habe, ist, dass jeder Einzelne von uns ganz natürlich diese Heilungsfähigkeiten hat. Wir benötigen nur einige einfache Anweisungen, um uns dessen bewusster zu werden und um unsere Intentionen fokussieren zu können, um sie zu lenken.

Meine kulturellen Wurzeln der First Nations (kanadische Ureinwohner) hatten einen sehr tief greifenden Einfluss auf meine Arbeit. Ich hatte das Privileg, als Heiler eingeladen gewesen zu sein, um an vielen heiligen Heilungsritualen teilzuhaben. Dies formte meine Vorgehensweise beim energetischen Heilen. Die Stammesältesten, Schamanen und andere Menschen haben mich viele Dinge über die Stammeskultur, ihre Zeremonien und ihre Lebensweise gelehrt.

Während einer solchen privaten Heilungszeremonie hielt der älteste Schamane den Sprechstab und eröffnete die Zeremonie mit seinem Segen. Dann, zu meiner Überraschung, wurde mir der Sprechstab überreicht, da ich der jüngste anwesende Heiler war. Ich dankte ihnen für die Einladung zu dieser heiligen Zeremonie und brachte meine Absicht zum Ausdruck, daran arbeiten zu wollen, unser Volk zur Selbstermächtigung zu führen. Ich wusste, dass es für mich ein Privileg war, an der gleichen Tausende Jahre alten Zeremonie teilhaben zu dürfen, und es war eine fantastische Erfahrung. Ich dachte an meinen Ururgroßvater Sockalexis, ein Schamane seines Volkes, und wie er vor vielen Jahren an der gleichen Zeremonie teilgenommen hatte. Welch ein erstaunliches spirituelles Wachstum erlebte ich, als ich Seite an Seite mit Schamanen heilte, die von überall auf der Welt gekommen waren und sich hier versammelt hatten!

Dieses alte Wissen gelangt immer mehr in den Mainstream. Es ermutigt mich, zu sehen, dass immer mehr Mediziner sich der Bedeutung einer holistischen Sichtweise in der Medizin bewusst werden. Dr. Mehmet Oz, ein bekannter Herzchirurg, der oft in der „Ophra"-Show (Ophra Winfrie – die erfolgreichste weibliche Talkshowmoderation der USA, Anm. d. Ü.) ist, sagte: „Wenn wir immer mehr verstehen, wie wenig wir über den Körper wissen, beginnen wir zu erkennen, dass die nächste große Herausforderung in der Medizin die energetische Medizin ist.

Es geht nicht um die Mechanik der beweglichen Gelenke. Es geht nicht um die Chemie unsers Körpers. Es geht darum, zum ersten Mal zu verstehen, wie Energie auf unsere Empfindungen und Gefühle Einfluss nimmt."

In meinem vierten Buch führe ich nun dieses Thema fort. Es ist meine Absicht, die Wissenschaft mit dem alten Wissen zusammenzuführen, während wir uns immer mehr bewusst werden, dass Wissenschaftler und Mystiker alle eines Geistes sind. Die Logik ist einfach.

Unsere Gedanken sind Energie. Intention ist fokussiertes Denken, das alle physische Materie beeinflusst. Sobald Sie sich dafür entscheiden, Kontrolle über Ihren Geist zu übernehmen, und Ihr Körper infolgedessen reguliert wird, üben Sie die Kontrolle aus. Um Sie dabei zu unterstützen, verfeinere und unterrichte ich immer weiter praktische Übungen zur Selbstheilung, die sich auf meine Erfahrungen und die gegenwärtigen wissenschaftlichen Entdeckungen stützen.

Meine Studien an der Universität haben mir gezeigt, was die Wissenschaft über die biologischen und chemischen Zusammenhänge unserer Gedanken und Intentionen zu entdecken beginnt. Der Antrieb oder die Dynamik bei der Arbeit ist Energie. Das Schöne an der Selbstermächtigung ist, dass Sie sie selbst entdecken, wenn Sie lernen, Ihre eigenen angeborenen energetischen Fähigkeiten, Ihre Realität von Gesundheit und Wohlbefinden zu erschaffen, zu aktivieren und zu maximieren.

Das Wissen über Selbstheilung ist nicht nur mit Ihrem Energiefeld in Resonanz, sondern auch mit dem Bewusstsein aller Menschen, mit denen Sie jemals in Gedanken, Worten oder Taten verbunden waren. Wenn wir auf diese Fähigkeit zugreifen, wird sie durch unsere Verbundenheit untereinander noch verstärkt. Dadurch helfen Sie nicht nur sich selbst, Sie helfen dem ganzen Planeten.

Der erste Teil von *Intention heilt* fasst meine Erfahrungen zusammen und vermittelt einen Überblick über die sich hinter der Heilung mit Intention befindlichen Wissenschaft. Eine kurze wissenschaftliche Abhandlung über Ihre vitalen Geist-Körper-Verbindungen ist wesentlich für ein tieferes Verständnis der äußeren und inneren Einflüsse, die Ihre Emotionen und Ihre Überzeugungen formen.

Der nächste Teil enthält ein Arbeitsbuch in 2 Teilen. Arbeitsbuch Teil I zeigt Methoden, mit denen Sie Schritt für Schritt Ihre Wahrnehmung von Ereignissen prüfen und verändern können. Sie werden lernen, eine optimistischere Realität zu erschaffen. Diese Übungen werden Sie auf die dann folgenden konkreteren Techniken vorbereiten.

Arbeitsbuch Teil II enthält Visualisierungsübungen, mit deren Hilfe Sie voller Vertrauen lernen, wie man Visualisierungen an die für Sie ganz besonders wichtigen Ziele wie z. B. Wohlbefinden oder andere Themen anpasst.

Lernen Sie, dem Prozess zu vertrauen, und erlauben Sie sich, von *Ihrer eigenen* kreativen Führung geleitet zu werden. Gehen Sie in die Selbstermächtigung, wenn Sie mit der Kraft Ihrer Intentionen Ihre Realität transformieren.

Im letzten Teil finden Sie Beiträge von Lesern und Teilnehmern an Workshops mit hilfreichen Anregungen, wie andere Menschen ihre Visualisierungen für mehr Wohlbefinden nach ihren eigenen Belangen anpassen.

Meine Reise

Nicht wie die Welt ist, ist das Mystische,
sondern dass sie ist.

LUDWIG WITTGENSTEIN

Als Heranwachsender hatte ich eine relativ normale Kindheit in einer Stadt. Meine Familie hatte nichts mit energetischem Heilen zu tun und Auren oder irgendetwas Ähnliches war bei uns kein Thema. Darüber unterhielten wir uns nie. Aber ich sah immer Auren, diese subtile Energie, die alle lebendigen Organismen umgibt. Ich hielt es für normal und nahm an, dass jeder andere dies auch so erlebte, also erwähnte ich es nie. Als ich 13 Jahre alt war, begannen sich seltsame telekinetische Dinge zu ereignen, mir flogen z. B. Bleistifte oder Radiergummis aus der Hand. Doch erst, als meine Familie Zeuge einiger dieser telekinetischen Ereignisse wurde, begannen wir alle zu glauben, etwas Ungewöhnliches ginge vor sich. Dann, wie bereits in der Einleitung beschrieben, während meiner ersten Heilerfahrung unterstützte ich die Heilung der durch die Trigeminusneuralgie hervorgerufenen Schmerzen bei meiner Mutter.

Meine Eltern verbrachten viele schlaflose Nächte damit, herauszufinden, was vor sich ging. Mein Vater brachte Menschen von der Arbeit mit nach Hause und ich erzählte ihnen, was ich im Hinblick auf ihre gesundheitlichen Probleme sah, oder ich behandelte sie. Durch Mund-zu-Mund-Propaganda verbreiteten sich die Neuigkeiten über meine heilerischen Fähigkeiten.

Dann machte ich eine Heilerfahrung, die mich regelrecht in das öffentliche Interesse katapultierte. Als ich 16 war, las ich in einer Zeitung einen Bericht über Ronnie Hawkins, einen berühmten kanadischen Rock 'n' Roll-Musiker, und über seine Diagnose - Bauchspeicheldrüsenkrebs im Endstadium. Der Artikel berichtete, dass Operation, Chemotherapie und Bestrahlung für ihn keine Optionen seien und seine Ärzte ihm sagten, er habe nur noch 2 oder 3 Monate zu leben. Diese Geschichte fesselte mich und ich war mir intuitiv sehr deutlich bewusst, dass ich ihm helfen könnte. Also schrieb ich ihm eine E-Mail und fragte ihn, ob er bereit wäre, mich mit ihm arbeiten zu lassen. Da er nichts zu verlieren hatte, stimmte er zu.

Aus einer Entfernung von 3000 Meilen begann ich die Behandlungen. Ich wies ihn an, sich um 7 Uhr hinzulegen und mich dann wissen zu lassen, was er wahrgenommen hatte. Um 7 Uhr, als ich die Behandlung durchführte (indem ich meine Intentionen darauf fokussierte, den Tumor zu zerstören), fühlte er ein Pulsieren in seinem Magen. Es war für ihn sehr offensichtlich, dass zwischen uns eine sehr starke Verbindung bestand.

Ronnie wusste, dass diese Energiebehandlungen aus der Ferne funktionierten. Ich führte die Behandlungen über mehrere Monate weiter. Man machte an Ronnie einen weiteren CT-Scan und eine Kernspintomografie und alle Ärzte kamen zu dem Schluss, dass keine Zeichen von Krebs vorhanden seien. Der Tumor war vollkommen verschwunden. Wenn ich dies nun im Jahre 2008 schreibe, konnte er 6 weitere Geburtstage feiern und er ist immer noch frei von Krebs. Wie Ronnie in der *Health-on-the-Line*-Fernsehshow 2003 sagte: „Ich denke, es gibt Adam wirklich. Ich denke, er besitzt etwas ganz Besonderes. In meinem Fall ist es ein Wunder."

Die Nachrichten über Ronnies Genesung verbreiteten sich, auch mittels eines Artikels im *Rolling Stone*-Magazin. Diesem

Artikel folgten viele Fernseh- und Radiointerviews und Artikel in Magazinen und Zeitungen auf der ganzen Welt. Ungefähr zu dieser Zeit traf ich den früheren Astronauten Dr. Edgar Mitchell, der bald zu meinem wissenschaftlichen Mentor wurde.

Meine Erlebnisse beim Heilen

Viele Male wurde ich gefragt, was ich bei einer Heilung erlebe. Es ist schwer zu erklären, was ich „sehe", wenn ich im Zusammenhang mit der Heilung ein Bild beschreiben soll. Dieses „Sehen" ist ein Gewahrsein oder ein Gefühl, zu wissen, mehr als nur fühlen im herkömmlichen Sinn. Ich nehme Informationen auf und mein Gehirn entschlüsselt sie, indem es sie in eine für mich nachzuempfindende Form bringt. Wenn ich mir beispielsweise einen Tumor anschaue, dann erscheinen alle Informationen darüber als eine dreidimensionale Liveansicht in meinem Geist.

Heilung wird durch unterschiedliche Möglichkeiten, sich zu verbinden, erreicht. Bei der Fernheilung ermöglicht mir das Foto einer Person, mich mit ihr zu verbinden und es dient als Wegweiser, um zu der spezifischen, bei dieser Person einzigartigen Frequenz zu gelangen. Heilung bei einer Person stellt eine gleichartige Identifizierung von Frequenzen bereit, damit ein heilsamer Austausch von Informationen möglich wird. Bei Gruppenheilungen lasse ich die Auren aller Teilnehmer zu einer einheitlichen Frequenz verschmelzen. Dies ermöglicht es, die gesamte Gruppe miteinander in Resonanz zu bringen.

Wenn ich heile, fühle/sehe ich Bilder von miteinander agierenden vibrierenden Frequenzen, die sich zu einem Netz oder einem Netzwerk aus Frequenzen verbinden. Jeder hat eine einzigartige Frequenz innerhalb dieses Netzes. Ich fokussiere mich darauf, eine einheitliche Energiefrequenz zu erreichen, indem ich meine Frequenz verändere, um mich der einzigartigen Frequenz der von mir zu heilenden Person zu nähern. Diese Synchronisation der Frequenzen geht sehr schnell vonstatten. Ich weiß nicht, warum oder wie ich diese Verbindung so einfach herstellen kann. Eine größere Resonanz führt zu einem Austausch vollständigerer Informationen. Während dieser Zeit bin ich in der Lage, Informationen aus der Vergangenheit, Gegenwart und Zukunft der Person aufzunehmen, einschließlich ihrer gesundheitlichen Probleme. Mittels meiner Intentionen übertrage ich dann dieser Person die von ihr benötigten Informationen, damit sich positive gesundheitliche Veränderungen manifestieren können. Die beste Wirkung wird erzielt, wenn die Intention der Person (des zu Heilenden) für eine bessere Gesundheit im Einklang mit den Intentionen des Heilers ist.

Während dieses Prozesses bin ich weniger mit meinem physischen Selbst verbunden, aber ich bin nie vollständig davon getrennt. Der Grund dafür ist, dass ich nicht in Resonanz mit der gleichen Frequenz einer anderen Person bin, aber ich bin ihr nahe genug, um einen Einfluss auf sie auszuüben. Man könnte meinen Zustand als getrennt vom vollkommenen Gewahrsein beschreiben. Die Veränderung meiner eigenen Frequenz ist der Mechanismus, durch den eine sanfte Übertragung von heilenden Informationen zwischen dem Übermittler (Heiler) und dem Empfänger (dem zu Heilenden) möglich wird.

An dem Punkt, an dem beide Frequenzen die größte Nähe zueinander haben, gehen sie in Resonanz miteinander und ermöglichen es mir, Informationen über die Person und ihre Überzeugungen zu erhalten und auch darüber, ob sie bereit ist, in sie einfließende Botschaften zu empfangen und sich entsprechend zu verändern. Der Heiler und die zu heilende Person bleiben weiterhin in Resonanz und tauschen Quanteninformationen durch dieses „Anpingen“ aus.

Es gibt viele unterschiedliche Reaktionen einer Person auf diesen Prozess. Diese hängen von ihren Überzeugungen, Einstellungen, ihrer Beziehung mit sich selbst und anderen und von ihren Intentionen ab. Die Verbindungen sind immer fokussierter, kraftvoller und intensiver, wenn sich der Heiler und die zu heilende Person auf die Intention fokussieren. Obwohl die Intentionen anderer Ihre Gesundheit beeinflussen, beeinflussen Ihre eigenen Intentionen Sie in viel stärkerem Maße als die Intentionen von Menschen in Ihrer Nähe. Ihre Intentionen sind eine Mischung aus Ihren Ängsten, Überzeugungen, Zweifeln, Erwartungen und Ihrem Lebenswillen. Die Gedanken anderer Menschen beeinflussen Sie nur, wenn Sie dies erlauben.

Intention erfordert Synchronisation der bewussten und unbewussten Denkmuster, um eine Veränderung einzuleiten. Visualisierungen ermöglichen einen bewussten Fokus, und wenn sie mit Emotionen angefeuert werden, sind sie kraftvoller und können leicht mit unbewussten Gedanken in Einklang gebracht werden. Darum geht es bei *Intention heilt,* da ich in der Lage bin, zu „sehen", welchen positiven Einfluss Visualisierungen auf gesundheitliche Probleme haben.

Heilen ist eine angeborene Fähigkeit, die durch unterschiedliche, erlernbare Techniken und Übungen gefördert werden kann. Haben Sie den größten Respekt vor Ihrer eigenen Fähigkeit, sich selbst zu heilen, und seien Sie sich bewusst, dass Visualisierungen eine wirkungsvolle Möglichkeit sind, Ihre Intentionen auf die Heilung zu fokussieren.

Eine kurze wissenschaftliche Abhandlung

Da ich eine wissenschaftlich ausgerichtete Person bin, fühlte ich mich von der akademischen Welt auf der Suche nach Antworten angezogen. Ich möchte verstehen, was bei Energieheilungen durch Intention auf physiologischer Ebene stattfindet.

Vor einigen Jahren, zu Beginn meiner Studienzeit, wusste ich nicht weiter, da ich keinerlei inspirierende Informationen fand. Dann, in meinem zweiten Jahr, entdeckte ich das Gebiet der Molekularbiologie, bei der es um das Studium der Struktur und der Funktion biologischer Moleküle geht. Ich wurde davon völlig in den Bann gezogen. Dieses neue Feld umspannt bahnbrechende Forschungen über die molekularen Interaktionen in der DNA und in Proteinen, die das Leben selbst antreiben. Deren Verhalten und Interaktionen scheinen auf ein Gewahrsein hinzuweisen, da sie auf Auslöser aus der Umwelt „antworten", „sich verhalten" und „reagieren".

Lassen Sie mich einige sehr interessante Einsichten aus der Molekularbiologie mit Ihnen teilen im Hinblick darauf, welche Rolle Intentionen bei der Heilung spielen können. Wenn die folgenden wissenschaftlichen Informationen zu komplex für Sie sind, dann denken Sie einfach an den grundlegendsten und wichtigsten Punkt: Leben und Heilung sind dynamische Vorgänge (fortwährend sich verändernd, und nicht statisch) – und das bedeutet, dass es unendlich viele potentielle Ergebnisse gibt. Und *Sie* können diese Ergebnisse beeinflussen. Die wissenschaftlichen Kernfragen für mich sind:

- Wie beeinflussen unsere Intentionen unseren Stoffwechsel?
- Wie aktivieren solche Intentionen auf direkte Weise den Stoffwechsel, damit wir uns selbst am effizientesten und wirkungsvollsten heilen können?

Während meines Studiums faszinierte mich die dynamische Natur aller Biomoleküle. In einem Lehrbuch sehen wir eine Darstellung statischer Proteinstrukturen, doch die eigentliche Struktur eines Proteins ist aufgrund seiner Dynamik weitaus komplexer. Gegenwärtig kristallisieren Wissenschaftler in der Molekularbiologie Proteine, um das statische Bild ihrer Struktur zu untersuchen. Man friert die Proteine allmählich ein - dieser Prozess wird Kristallografie genannt - und erhält dadurch eine Momentaufnahme eines Proteins.

Wir wissen, dass Proteine sich bewegen und eine sehr hohe konformative Dynamik besitzen, doch die einzige Möglichkeit, um ein Bild zu erhalten, besteht darin, ein einzelnes Protein zu zwingen, in einer Konformation zu bleiben.

Da Proteine von Natur aus dynamisch sind, ändern sie fortwährend ihre Konformation. Bestimmte Konformationen fördern die Reaktionsrate mehr als andere, was damit erklärt werden kann, dass sie enzymatisch aktiver sind. Das ist wichtig. Es bedeutet, dass auch nur die kleinste Veränderung in der Struktur oder der Orientierung irgendeines Teils dieses Proteins dramatische Auswirkungen auf seine Enzymaktivität hat und, daraus folgend, auf unsere Gesundheit. Unser Stoffwechsel basiert auf der Enzymaktivität (dies ist ein Protein) und diese Enzyme werden direkt von unseren Intentionen und Gedanken beeinflusst.

Sie können nun nachvollziehen, dass es so etwas wie einen unproduktiven oder neutralen Gedanken nicht gibt. Dies sollte eine riesige Motivation für Sie sein, sich in positiven Gedanken zu üben.

Wie nun im Besonderen können Proteine einfach durch Intentionen chemisch verändert werden? Bei jedem Gedanken finden viele chemische Reaktionen statt und jede chemische Reaktion sendet Licht aus. Das weiß man schon seit Jahrzehnten. Tatsächlich kann man mit Hilfe dieses ausgesendeten Lichtes eine Substanz identifizieren, indem man Licht durch sie hindurchschickt und beobachtet, welche Lichtfrequenzen davon absorbiert werden und welches Licht sie aussendet. Somit wird also ein Gedanke in der Tat zu einer „Lichtquelle".

Nun gelangen wir zum Kern der Sache: Dieses Licht, das von unseren Gedanken direkt ausgesendet wurde, beeinflusst die Konformationen der Proteine in unserem Körper. Biologen haben herausgefunden, dass selbst kleine Mengen Licht Veränderungen in der Proteinorientierung und Konformation hervorrufen. Dies hat einen direkten Einfluss auf die Konformation des gesamten Enzyms.

Zusammenfassend kann man sagen, unsere Gedanken und Intentionen senden fortwährend Licht aus und dieses Licht beeinflusst ganz direkt die Proteinkonformationen. Alles geht auf diese sehr wichtigen Gedanken und Intentionen zurück.

Mit unserer gegenwärtigen wissenschaftlichen Technologie ist es sehr schwierig, dies im Labor zu beobachten, insbesondere bei großen Proteinen. Der Grund hierfür ist, dass die einzige Möglichkeit, die Proteine in einer guten Auflösung zu analysieren, darin besteht, mit Hilfe der Kristallografie ein statisches Bild zu erzeugen.

Es ist jedoch klar, dass Licht große Proteinkonformationen beeinflusst, auch wenn wir dies noch nicht beobachten können. Dies wird ein Schwerpunkt meiner Forschungen sein und ich habe begonnen, in einem biochemischen Strukturlabor zu arbeiten, mit der Absicht, weitere Einsichten in dieses Forschungsgebiet zu erlangen.

Wie viel versteht die gegenwärtige Forschung wirklich von Ihrem Stoffwechsel? Wir sind noch weit davon entfernt, alles über den Stoffwechsel zu wissen oder darüber, was auf der Ebene molekularer Interaktionen in unserem Körper vor sich geht. Ein Beispiel hierfür ist die folgende Darstellung, die Interaktom genannt wird. Jeder Punkt repräsentiert ein Enzym oder ein Protein. Jede Linie repräsentiert eine Interaktion zwischen diesen Proteinen und, wie Sie sehen können, gibt es eine Menge sehr komplexer Interaktionen. Doch einfach nur, weil dort ein Punkt ist, bedeutet das nicht, dass wir wissen, worin diese Interaktion besteht und wie sie funktioniert. Der Großteil dieser Interaktionen wurde noch nicht direkt nachgewiesen, man nimmt nur an, dass sie stattfinden.

Das gezeigte Interaktom stammt von einer Hefe, einem einfachen Organismus im Vergleich zu einem vielzelligen Organismus wie dem unsrigen. Ich zeige es aufgrund seiner Einfachheit im Vergleich zu einem menschlichen Interaktom. Doch Sie können erkennen, dass es nicht wirklich so einfach ist. Es finden hier einige sehr komplexe Interaktionen statt, über die wir sehr wenig wissen, und unser Wissen beschränkt sich derzeit nur auf die bekannten Proteine und die bekannten Interaktionen zwischen diesen Proteinen. Das wissenschaftliche Verfahren zur Festlegung einer Interaktion ist noch ziemlich unausgereift. Nachdem die Wissenschaftler ein Protein deaktiviert haben, untersuchen sie, welche Proteine betroffen sind. Somit können sie eine Koabhängigkeit oder Interaktion zwischen den beiden Proteinen aufzeigen.

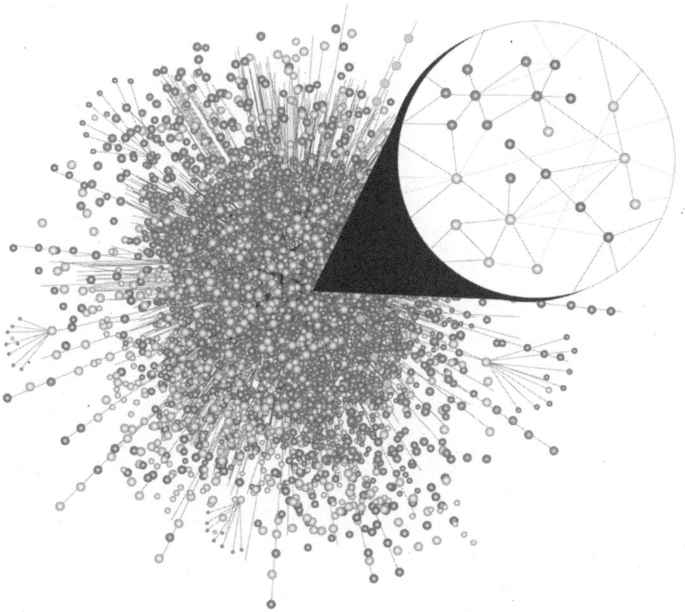

Interaktom eines Hefeproteins

Warum zeige ich Ihnen also dieses Interaktom? Eines der zentralen wissenschaftlichen Konzepte, denen ich intellektuell und intuitiv zustimme, ist die Homeostase oder das konstante Ausbalancieren der Körpersysteme für eine optimale Gesundheit.

Das Aufrechterhalten der Homeostase bewahrt die Gesundheit. All Ihre biochemischen Systeme stellen sich fortwährend auf neue Informationen ein und reagieren darauf, denn Ihr Körper ist auf Zellebene flexibel und dynamisch. Manchmal ist es schwierig, zu visualisieren, wie ein Problem behoben werden könnte, wenn jemand vielleicht das Wort „unheilbar“ verwendet hat. Exakter könnte man dies so formulieren, dass wir momentan nicht verstehen, „wie“ Ihr Körper sich selbst ausbalancieren könnte – wie er angesichts Ihrer Symptome zur Homeostase zurückkehren könnte. Dies bedeutet nicht, dass Ihr Körper keinen Mechanismus zur Problemlösung hätte.

Stellen Sie sich beim Betrachten des Bildes eines Interaktoms vor, dass im Falle einer Schädigung irgendeines Enzyms in dieser Zelle eine Vielzahl alternativer Enzyme bereitstünde, um dessen Platz einzunehmen. All diese Interaktionen und all diese Proteine sind darauf ausgerichtet, die Homeostase aufrechtzuerhalten, d. h. eine ausgewogene Gesundheit innerhalb der Zellen zu gewährleisten. Dies ist der Zweck dieser Interaktionen: sich gegenseitig zu ersetzen. In Ihrem Körper gibt es unzählige solcher Mechanismen, um ein gesundheitliches Ungleichgewicht auszugleichen.

Um das Fehlen einer bestimmten Gruppe zu ersetzen, reduziert Ihr Körper die Probleme dieses dysfunktionalen Teils, indem er eine andere Proteingruppe stimuliert. Aus diesem Grund zeige ich dieses Interaktom. Unsere angeborene Lebenskraft verleiht uns viele brillante Möglichkeiten, jedes beliebige Problem auszugleichen. Ob Sie die Komplexität verstehen oder nicht, Sie können immer alle Zellen visualisieren, die dabei helfen, die Funktion irgendeiner Drüse oder irgendeines Organs wieder herzustellen. Seien Sie sich bewusst, dass Ihr Körper immer über einen Mechanismus verfügt, um mit irgendeinem Problem fertig zu werden.

Noch einmal: Ungeachtet dessen, wie viel bekannt ist oder wie komplex ein Prozess ist, wir alle können grundsätzlich die Funktionsweise unseres Stoffwechsels verstehen lernen.

Dadurch können wir detaillierter visualisieren, wie wir zur Unterstützung des Heilungsprozesses mit unseren Gedanken den Stoffwechsel beeinflussen können.

Dr. Bruce Lipton, Zellbiologe, ist ein Pioneer auf dem Gebiet der Epigenetik, ein relativ neues Gebiet, bei dem es darum geht, wie die Umwelt unsere Gene beeinflusst und wie unsere DNA sich als „Reaktion“ auf ihre Umwelt verändert. Als Bruce seine Forschungen zuerst veröffentlichte, wurde er für seine Sichtweise sehr heftig kritisiert. Jetzt, in der Molekularbiologie, wird über die Dynamik der DNA noch nicht einmal mehr diskutiert und sie wird als gegeben angenommen. Doch zu jener Zeit bedeutete dies einen bedeutenden Paradigmenwechsel. Davor lautete die akzeptierte Theorie: von der DNA zur RNA zum Protein – mit Pfeilen, die nur in eine Richtung wiesen, wodurch dieses Dogma gekennzeichnet wurde. Wir wissen jetzt, dass dies in keiner Weise zutrifft. Tatsächlich wird dieses Schaubild immer noch Dogma der Molekularbiologie genannt, doch es ist viel komplexer. Die Pfeile verlaufen nicht nur in eine Richtung, sondern hin und her, in die eine und in die andere Richtung. Unser Wissen über die Genetik hat sich von einem einfachen, linearen Weg hin zu einer komplexeren Interaktion bewegt. Hierbei spielt auch die Umwelt und die Wahrnehmung eine Rolle. Das ist ein gewaltiger Durchbruch.

Die Erkenntnisse, dass Ihre Umwelt direkten Einfluss auf die Genexpression auf DNA-Ebene hat, haben enorme Auswirkungen. In erster Linie ist ein Großteil Ihrer Umwelt Ihre Wahrnehmung dieser Umwelt. Wenn Sie Ihre Umwelt auf eine bestimmte Weise wahrnehmen, ob dies nun tatsächlich der Realität entspricht oder nicht, Ihre Genexpressionen werden davon entsprechend beeinflusst. Sie haben eine 100 %ige Kontrolle über Ihre Wahrnehmung Ihrer Umwelt. Selbst wenn Sie ein genetisches Problem haben, bedeutet das nicht, dass Sie nichts dagegen tun können.

Die Epigenetik behauptet, dass es Mechanismen gibt, die ein genetisches Problem oder eine Prädisposition ausgleichen. Natürlich muss man hier realistisch sein. Es gibt gewisse biochemische und physische Begrenzungen, doch Sie können Ihre Bedingungen immer durch den Fokus auf Ihre Intentionen verbessern. Das ist mein Ziel, bei *Intention heilt* aufzuzeigen, wie die neuesten biologischen Forschungen unsere Fähigkeit, unsere eigene Gesundheit zu beeinflussen, unterstützen und mit diesem Arbeitsbuch einen Leitfaden anzubieten, mit dessen Hilfe man dies Schritt für Schritt erreichen kann.

Zurück im Labor führte ich einige EEG-Studien durch, in denen ich Gehirnwellen von Personen durch meine Intentionen beeinflusste. Es wurden statistisch bedeutende Ergebnisse beobachtet. Gleichermaßen war ich bei einer anderen Studie in der Lage, einen gleichbleibenden Laserstrahl so zu beeinflussen, dass er sich durch meine Intentionen veränderte (um ein statistisch betrachtet signifikantes Maß). Unsere Intentionen beeinflussen unsere physische Realität.

Werden Sie sich bewusst, was sich bei Ihrem ganz speziellen Ungleichgewicht verändern soll, damit es wirkungsvoll korrigiert werden kann. Seien Sie sich sicher, dass Stoffwechselvorgänge dynamisch sind und Veränderungen unterliegen können; dann verwenden Sie Ihre Intentionen, um diese Veränderung zu manifestieren.

Kulturelle Paradigmen und die menschliche Natur

Wenn man auf einen Weg
ohne Hindernisse trifft,
führt dieser wahrscheinlich
ins Nirgendwo.

UNBEKANNT

Einigen Lesern mag dieses Material vertraut und keine besondere Überraschung sein. Andere mögen demgegenüber vielleicht ziemlich skeptisch sein. Ich kann die Reaktion eines Skeptikers in Anbetracht der Historie der neuen wissenschaftlichen Entdeckungen, und wie die menschliche Natur typischerweise darauf reagiert, verstehen.

Betrachten wir die Geschichte der Paradigmen und der menschlichen Natur. Es ist erstaunlich, die unterschiedlichen Konzepte über die Jahre hinweg zu betrachten - Konzepte, die damals als vollkommen lächerlich angesehen wurden, heute jedoch als ganz alltäglich gelten. Ich glaube ganz fest daran, dass die Möglichkeit, mit Hilfe von Intentionen Heilungen zu bewirken, eines Tages zu einem dieser als alltäglich geltenden Konzepte wird. Es ist eigentlich logisch, zuerst die am wenigsten invasiven Heilmethoden einzusetzen, doch dies wird für gewöhnlich in unserer Gesellschaft so nicht praktiziert. Man betrachtet es als Komplementärtherapie, die Menschen zu ermutigen, mit Hilfe ihres Geistes Veränderungen in ihrem Körper zu bewirken.

Gegenwärtig setzt die Mainstream-Medizin giftige Substanzen ein, um Kaskaden von unbekannten Interaktionen in unserem Körper auszulösen. Eines Tages werden wir schockiert darüber sein, dass diese Form der Behandlung unsere erste Wahl war. So denken wir heute über den Aderlass bei Patienten, die im 18. Jahrhundert eine allgemein anerkannte medizinische Behandlungsweise war. In der Zukunft werden wir voller Erstaunen auf unser heutiges Tun zurückblicken, denn wir übersehen die unglaubliche Kraft der Intention bei der Heilung. Es gibt nun so viele handfeste Beweise für Heilung durch Intention, dass man mit den Daten darüber ganze Bände füllen könnte. Kurz gesagt, ich glaube, der zukünftige Weg der Medizin wird darin bestehen, sich durch fokussierte Intention selbst zu ermächtigen.

Die Geschichte von Dr. Ignaz Semmelweis, einem vormals hoch geachteten Physiker, führt vor Augen, wie schwierig es ist, das Paradigma der Denkweise des Mainstream zu verändern. 1847 schlug er vor, sich vor der Behandlung die Hände zu waschen und die Operationsinstrumente zu reinigen. Dies würde die Sterblichkeitsrate verringern. Er erntete damit harsche Kritik vonseiten der Ärzteschaft und schließlich verlor er seine Arztpraxis. Die Menschen hörten auf die medizinischen

Autoritäten und niemand wollte mehr etwas mit ihm und seiner lächerlichen Idee zu tun haben.

Für uns heute entspricht dies einfach dem gesunden Menschenverstand, aber Ärzte zur Zeit von Dr. Semmelweis führten viele Gründe an, um ihn zu diskreditieren. Erstens entbehrte seine Forderung jeglicher wissenschaftlichen Grundlage, denn es gab keine Lehre, die die Übertragung von Krankheiten (Keime) auf Patienten durch schmutzige Hände oder Instrumente erklären konnte. Erinnern Sie sich, dies alles war noch vor Louis Pasteurs' Arbeit in den 1860er Jahren, es gab also noch keinen wissenschaftlichen Beweis dafür, der hätte erklären können, wie sich etwas Unsichtbares von einem Menschen auf einen anderen übertragen könnte. Dies ist eine Analogie zu der Situation der Heilung durch Intention. Wir wissen, dass es geschieht, doch wir verfügen über keine Möglichkeit, um dies zu belegen, insbesondere wenn es um Fernheilungen über große Entfernungen geht. Ich sehe viele Ähnlichkeiten zwischen dem Widerstand, daran zu glauben, die Hände waschen zu müssen, und dem Widerstand, an Heilung durch Intention zu glauben.

Als Folge der unglücklichen Erfahrungen von Dr. Semmelweis hat jemand die Redewendung „der Semmelweis-Reflex" geprägt. Dieses erstaunliche Phänomen beschreibt eine nicht ungewöhnliche menschliche Reaktion: automatisch neue Informationen abzulehnen oder von der Hand zu weisen, ohne darüber nachzudenken, sie zu überprüfen oder mit ihnen zu experimentieren. Es ist interessant, dass diese Reaktion immer noch sehr weitverbreitet ist, selbst 140 Jahre später. Für einige Menschen ist Heilung durch Intention, Energieheilung oder Fernheilung vollkommen unvorstellbar, und sie verwerfen diesen Gedanken unverzüglich, ohne überhaupt etwas zu diesem Thema gelesen zu haben. Sie haben keinerlei Erfahrungen auf dem Gebiet der Energieheilung oder der Heilung durch Intention, und dennoch lehnen sie dies aus einer Haltung vollkommener Ignoranz ab. Das ist der Semmelweis-Reflex.

Wo befinden Sie sich auf der Skala des Semmelweis-Reflexes? Vielleicht sind Sie nur wenig oder gar nicht skeptisch, da Sie dieses Buch lesen, doch Sie haben möglicherweise Menschen getroffen, die ziemlich starre Semmelweis-Reflexe haben. Zuerst sagen sie, „Es gibt keine Daten", und wenn man ihnen Daten vorlegt, weigern sie sich entweder, diese anzuschauen, oder sie beschreiben sie als „fehlerhaft", ein vorzeitig gefälltes Urteil.

Die Menschen akzeptieren erst dann neue Ideen, wenn sie dafür bereit sind.

Diese Haltung ist bei anderen Menschen vielleicht leichter zu tolerieren, wenn wir erkennen, dass der Widerstand vor Veränderungen eine universale menschliche Verhaltensweise ist, die sogar bisweilen in jenen von uns zu finden ist, die sich selbst als unvoreingenommen betrachten. Ich habe großen Respekt vor Wissenschaftlern, die trotz des Widerstands im Mainstream-Denken bereit sind, an ihren Überzeugungen festzuhalten.

Immer wenn man
die Meinung der Mehrheit teilt,
ist es Zeit, sich zu besinnen.

MARK TWAIN

Heilende Einflüsse

Heilung ist ein lebenslanger Prozess
und kein statischer Zustand
des Wohlbefindens

ADAM

Die meisten Menschen meinen, die Heilung sei abgeschlossen, wenn sie nicht mehr länger von den Symptomen einer speziellen Erkrankung geplagt werden. Dies setzt voraus, dass gesundheitliche Probleme vollkommen isoliert voneinander sind und nicht interagieren. Wir wissen jedoch, dass dies nicht stimmt, denn Heilung in einem holistischen Sinne umfasst das physische, mentale, emotionale und spirituelle Wohlbefinden. Keines der Systeme funktioniert für sich allein, erfolgreiche Heilung umfasst also Ihr gesamtes Sein. Wenn all diese Systeme im Gleichgewicht sind, kann Krankheit vermieden oder kontrolliert werden.

Ihre Heilung wird sowohl von äußeren als auch von inneren Umständen beeinflusst. Es ist wichtig, uns selbst daran zu erinnern, welches diese Umstände sind, um *aktiv zu werden*, anstatt zu reagieren.

Äußere Einflüsse

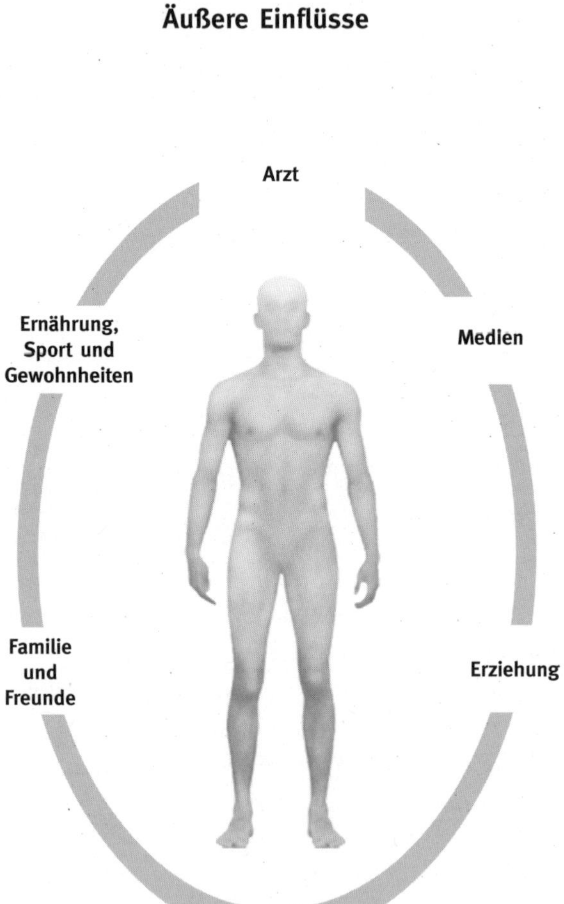

Welcher Einfluss kommt von außen?
Betrachten wir sorgfältig, wie wir unsere Wahrnehmungen ausbilden.

Einfluss von Autoritäten: Ihre Überzeugungen werden beeinflusst von „fachkundiger Tagesinformation“ aus dem Bereich der Medizin, von Medien, Lehrern, religiösen Führern und anderen Menschen, die Sie als Autoritäten wahrnehmen. Dies sind unsere kulturellen „Autoritäten“ oder unser kulturelles Paradigma. Bei jeder Botschaft, die Sie erhalten, achten Sie ganz bewusst darauf, was man Ihnen erzählt und warum.
Fragen Sie sich selbst:

- Wie lautet die Botschaft, die ich erhalte?
- Wem dient diese Botschaft?
- Ist das, was man mir erzählt, hilfreich für mich?
- Stimmt diese Information mit dem überein, was ich intuitiv weiß?

Seien Sie sich bewusst, dass genauso, wie Sie Ereignisse wahrnehmen, Ihre *Intentionen Ihre Realität beeinflussen.*

Ich werde meine Diskussion kultureller Paradigmen auf die folgenden äußeren Einflüsse fokussieren:

1. Ärzte
2. Medien
3. Das Erziehungssystem
4. Familie und Freunde
5. Ernährung, Sport und Gewohnheiten

1. Ihr Arzt

Stellen Sie Ihre eigene Genesung
an die erste Stelle in Ihrem Leben.

ROBIN NORWOOD

Ihr Arzt spielt eine sehr dominante Rolle für Ihre Gesundheit. Da medizinische Autoritäten oft die Quelle fachkundiger medizinischer Meinung sind, sind sie es, die Ihnen die Ergebnisse Ihrer medizinischen Untersuchungen mitteilen. Ausschlaggebend für Ihre Erwartungen und infolgedessen für Ihr gesamtes Wohlbefinden ist es, wie man Ihnen diese Information übermittelt.

Wir lassen uns sehr von den Menschen beeinflussen, die wir für Autoritäten halten. Ihre Worte, ihr Verhalten und ihre Handlungen haben einen enormen Einfluss auf unsere Überzeugungen und infolgedessen auf unsere Fähigkeit, wieder von unserer Krankheit zu genesen.

Wenn Sie eine problematische Diagnose erhalten, scheint die Zeit in Ihrem Leben in diesem Augenblick stillzustehen, und Sie hängen sich an jede Aussage Ihres Arztes. Denken Sie daran, in solch einem Moment einen Schritt zurückzutreten und Ihre automatische Reaktion zu beobachten. Es ist von wesentlicher Bedeutung, dass der Mediziner oder praktische Arzt Vorhersagen auf eine so positive Weise wie möglich formuliert. Selbst bei medizinisch bewiesenen „unheilbaren" Diagnosen weiß niemand, was die Zukunft bringt.

Manchen Patienten werden ihre Diagnose und die Diskussionen über ihre Zukunft auf eine hilfreiche und hoffnungsvolle Art und Weise präsentiert. Ich habe jedoch auch schon viele Horrorgeschichten gehört, die mir einen Schauer über den Rücken jagten.

Eine Frau, der ich mit Bauchspeicheldrüsenkrebs half, ging mit ihrem Mann zum Arzt, um die Ergebnisse ihres Scans zu erfragen. Der Arzt sagte: „Ich habe gute und schlechte Nachrichten für Sie. *Die gute Nachricht* ist, dass Sie sich keine Gedanken über Ihren Ruhestand machen brauchen. *Die schlechte Nachricht* ist, dass der Krebs zurückgekehrt ist und schneller wächst als jemals zuvor. Ich rate Ihnen, Ihre Angelegenheiten zu ordnen, da Sie nur noch ein paar Monate zu leben haben."

Es ist schwierig, sich einen Arzt vorzustellen, der es gut mit einem meint, der aber so wenig davon versteht, welche Wirkung seine Worte, Gedanken und Intentionen haben.

Nachdem das Paar die Praxis verlassen hatte, begannen beide, den bevorstehenden Tod zu planen, so als wäre er eine Gewissheit. Glücklicherweise begriffen sie auf Anhieb, dass es noch Hoffnung und Alternativen gab. In der Tat sind es jetzt mehr als 5 Jahre her und die Frau ist nun frei von Krebs.

So etwas wie falsche Hoffnung gibt es nicht, denn nichts ist bei der Heilung gewiss. Es ist wichtig, dass Mediziner verstehen, wie sehr ihre Worte und Einstellungen den Geist des Patienten beeinflussen und damit auch seinen oder ihren Heilungsprozess.

> *Der Gesunde hat Hoffnung;*
> *und wer Hoffnung hat, hat alles.*
>
> ARABISCHES SPRICHWORT

Ihr Arzt trifft vielleicht die folgenden Aussagen oder übermittelt indirekt diese Meinungen, wenn er das Gefühl hat, dass aus medizinischer Sicht so gut wie alles getan ist. Betrachten wir uns diese verbreiteten Aussagen etwas genauer:

A. Es liegt in Ihren Genen: Während die DNA eindeutig die Blaupause des Lebens für die Zellreproduktion ist, ist ihre Information dynamisch, interaktiv und anpassungsfähig, so wie ich es beschrieben habe. Unsere DNA ist nicht in Stein gemeißelt. Das genetische Material in jeder Zelle Ihres Körpers ist sehr dynamisch (das ist die neue Wissenschaft).

Der Genausdruck kann durch subtile Energien beeinflusst werden. Mit anderen Worten, Gedanken und Gefühle können unser physisches Selbst beeinflussen und umprogrammieren.

B. Es spielt sich alles in Ihrem Kopf ab: Wenn Mediziner keine physischen Ursachen für Ihre Symptome finden können, kommen sie manchmal auf die Idee, dass Sie sich Ihren physischen Schmerz nur einbilden. Das ist wenig hilfreich. In der Tat sind Ihre Symptome real und signalisieren ein Ungleichgewicht in der Einheit von Körper, Geist und Seele, die Sie darstellen. Ich lehre jedoch, dass die Quelle, mit deren Hilfe dieses Ungleichgewicht wieder ausgeglichen werden kann, *„in Ihrem Kopf"* ist – d. h. in den Intentionen Ihres Geistes. All unsere Symptome sind letztendlich gemäß unserer Überzeugungen veränderbar. Unglücklicherweise steht dieses Gewahrsein nicht hinter der negativen Aussage „Es spielt sich alles in Ihrem Kopf ab".

Ob Sie Ihrer Diagnose trauen oder nicht, denken Sie daran, dass Ihre Gedanken durch Ihr Gehirn übersetzt werden; Ihr Gehirn verändert dann Ihren Körper, um diese Gedanken durch die Freisetzung biochemischer Substanzen und die Aktivierung von Rezeptoren aufzunehmen. Letztendlich kontrollieren Sie diese Gedanken und somit die gesamte, dadurch ausgelöste Kaskade biochemischer Reaktionen.

C. Man kann nichts mehr machen: Diese Aussage übermittelt die vom Arzt selbst sehr oft empfundene, sehr reale Hilflosigkeit. Ich sage Ihnen, man kann immer etwas tun. Stellen Sie selbst Nachforschungen über andere Heilmethoden an, wie z. B. Energieheilung, Chiropraktik, Massage, Naturheilkunde, Akupunktur, ayurvedische Medizin, Schamanen, Homöopathie, Vitamintherapie, Lebensberatung und Hypnotherapie. Kombinieren Sie eine beliebige Methode mit Ihren eigenen Intentionen, um sich selbst mit Ihren fokussierten Visualisierungen zu heilen.

D. Das ist Teil Ihrer Familiengeschichte: Die Grundlage der medizinischen Geschichte Ihrer Familie ist vielleicht ihr besonderer Lebensstil und deren Umweltbedingungen. Deren Einfluss auf Ihre Gesundheit kann aber nur gering sein, denn Sie kontrollieren viele der Themen, von denen Ihre Eltern und Großeltern vielleicht nur wenig wussten. Es ist wichtig, die notwendigen Veränderungen zu unternehmen, um Ihren eigenen Lebensstil und Ihre Umgebung zu verbessern.

E. Es ist nur ein Placebo: Ironischerweise wird diese Idee verwendet, um genau den Mechanismus zu diskreditieren, der am besten funktioniert: Das, was Sie als wahr erachten, ist das, was funktioniert. Das ist die Definition des Placebo-Effekts. Der Placebo-Effekt wird oft abgelehnt und man anerkennt nicht diese ganz wichtige Verbindung zwischen Körper und Geist. *Ihr Körper unterscheidet nicht zwischen einem chemischen Prozess und Ihren Gedanken zu diesem ablaufenden chemischen Prozess.*

Die Fähigkeit Ihres Körpers, auf Ihre Überzeugungen zu reagieren, führt oft zu tatsächlichen physischen Veränderungen in Ihrem Körper. Dies trifft auf alle Heilmethoden zu, auch auf die westliche Medizin. Es ist die Kraft des Geistes, und in diesem Buch lernen Sie, diese Kraft zu Ihrem Vorteil zu nutzen.

Ein erster Schritt besteht darin, all die Sie begrenzenden Überzeugungen zu erkennen, die Sie an das alte Paradigma der Trennung von Geist und Körper fesseln.

Viele verschiedene Medikamente sind tatsächlich unreine Placebos (Spinney, L. [2006] „Purveyors of Mystery, *New Scientist*).

Der Psychiater Patrick Lemoine behauptet, dass „die verlässlichsten Schätzungen besagen, dass zwischen 35 % und 40 % aller offiziell verschriebenen Medikamente unreine Placebos sind und darunter verstehe ich pharmakologisch inaktive Substanzen, die kontaminiert sind mit einer winzigen Menge aktiver Zutaten – nicht genug, um medizinisch wirksam zu sein, doch genug für Ärzte zu behaupten, sie hätten eine Wirkung."

„Zahlreiche Studien haben gezeigt", so Lemoine weiter, „dass Antidepressiva bei schweren Depressionen gut wirken, wohingegen bei leichten Depressionen keine bessere Wirkung erzielt würde als mit einem Placebo."

Weiterhin behauptet Dr. Lemoine: „Die Ärzte verschreiben sie weiterhin, denn ein Rezept auszustellen ist ein integraler Bestandteil einer ärztlichen Sprechstunde. Sie finden es unmöglich, einen Patienten mit leeren Händen wegzuschicken. Der Patient ... erwartet, die Arztpraxis mit einem Rezept wieder zu verlassen."

Aktuelle Meldungen über die Unwirksamkeit von Antidepressiva treffen auf das Interesse der Medizin. Viele Ärzte sind immer noch davon überzeugt, dass es ihren Patienten nach deren Einnahme besser geht, und sie haben wahrscheinlich recht.

Ein Forscher behauptet: „Wir sagen nicht, dass die Medikamente nicht helfen. Wir sagen, die Medikamente wirken aus anderen Gründen als gedacht."

Das ist die Kraft des Glaubens eines Menschen – dass etwas, was er tut, wirkungsvoll ist; dies ist wichtig und wird oft missverstanden, denn es könnte den Menschen auf unvorstellbare Weise helfen und eine Menge Geld sparen, wenn wir sie besser nutzen würden (Canwest News [2008] – *National Post*).

Unsere Gedanken und Erwartungen sind äußerst wichtig bei jeder Heilmethode. Wenn ein Placebo deutliche Ergebnisse aufweist, dann stellen Sie sich erst einmal Heilung mit Hilfe Ihrer Intentionen vor, die darauf trainiert sind, sich auf Ihre gesundheitlichen Probleme zu fokussieren!

Genau darum geht es bei *Intention heilt.* Selbstverständlich haben wir alle diese Kontrolle über Geist und Körper.

Jetzt werden Sie lernen, wie Sie sich diese Kraft nutzbar machen und sie maximieren können, indem Sie Ihre eigenen Intentionen und Erwartungen einsetzen.

2. Die Medien

In dem Spinnennetz von Fakten
wird manch eine Wahrheit erdrosselt.

PAUL ELDRIDGE

Fast jeder schaut fern, liest Zeitung, nutzt das Internet oder hört Radio. Dies alles spielt eine entscheidende Rolle bei der Bildung unserer Überzeugungen und Erwartungen. Ich war der Meinung, eine Sendung würde das positive Filmmaterial eines Journalisten zu einer Geschichte reflektieren. Ein großer amerikanischer Sender beispielsweise filmte einen meiner Workshops und interviewte Teilnehmer. Sie baten mich zuvor, Menschen zu finden, die nicht mehr länger krank waren. Viele brachten ihre medizinischen Befunde von ihrer ersten Diagnose bis hin zu ihren aktuellsten Testergebnissen mit, um zu zeigen, dass ihre gesundheitlichen Probleme gelöst waren, und sie waren bereit, vor der Kamera über ihre Heilerfahrungen zu sprechen.

Wir waren so naiv zu denken, die Medien würden voller Begeisterung von diesen erstaunlichen Geschichten von Menschen berichten, die einen medizinischen Beweis ihrer Genesung hatten. Sie interviewten sie alle und berichteten von niemandem. Nach einigen ähnlichen Erlebnissen wurde mir sehr deutlich bewusst, dass die Welt der Medien das erschafft, worüber sie berichten möchte. Wenn all die von ihnen gefilmten Informationen positiv sind, aber der Auftrag der Sendung dem widerspricht, dann produzieren sie genau das. Wenn sie die Kontrolle über den Editierknopf haben, ist das ein Leichtes. Die nachbearbeitete Erzählung wird dann zu diesem Zweck manipuliert.

Die Medien berichten entsprechend ihren Bedürfnissen. Die Hauptwerbeträger diktieren, was wir sehen, denn um zu überleben, müssen die Medien sie zufriedenstellen. Es wird das berichtet, was jemand anderes uns sehen, hören und denken lassen möchte. Wir müssen in der Lage sein, die Meinung des

Herausgebers von den realen Fakten der Geschichte zu trennen, da oft die Medien den progressiven Einstellungen vieler Zuhörer bzw. Leser hinterherhinken.

Wie wunderbar wäre es, wenn der Fokus viel häufiger auf etwas Positivem liegen würde und nicht auf einer negativen Sensationsstory. Es gibt über so viele positive Dinge zu berichten und wir alle könnten etwas lernen, das uns bei unserem Wachstum helfen würde, sowohl individuell als auch als globale Gemeinschaft. Viel Positives und auch alternative Sichtweisen der Weltereignisse stehen uns nun im Internet zur Verfügung. Tun wir, was wir können, um dazu beizutragen, dass sich der Fokus mehr auf das Positive richtet.

3. Das Erziehungssystem

Ich habe mir nie meine Erziehung
durch Schulbildung verderben lassen.

MARK TWAIN

Unser Erziehungssystem nimmt darauf Einfluss, wie wir denken und auf Ereignisse im Leben reagieren, einschließlich auf Krankheit. Wäre es nicht von großem Vorteil, wenn wir in jungen Jahren lernen würden, wie wir auf die erstaunlichen Kräfte in uns selbst zurückgreifen können? Selbstermächtigung durch unsere Intentionen sollte in unser Erziehungssystem integriert werden. Dadurch erschaffen wir ein lebenslanges Vertrauen in unsere Fähigkeiten, unsere eigene Realität zu erschaffen. Welch eine fortschrittliche und wichtige Ergänzung wäre das für unser Schulsystem! Die Kinder könnten beispielsweise lernen, ihre Intentionen einzusetzen, um sowohl kleinere Sportverletzungen zu heilen als sich auch bei allen Aspekten ihres schulischen Lebens zu helfen. Intentionen können auch für bessere Schulnoten eingesetzt werden.

Auch wenn immer noch eher selten, so stehen nun einige integrative und holistische Erziehungsprogramme zur Verfügung. Es ist eine Bewegung im Gange, elementares Wissen über Erziehung mit spirituellem/holistischem Gewahrsein zu kombinieren. Letztendlich werden alle Kinder die Gelegenheit haben, durch multidimensionales Denken ihr höchstmögliches Potential zu erreichen.

Es gibt nur eine vernünftige Methode
für eine moralische Erziehung.
Sie besteht darin,
die Menschen das Denken zu lehren.

EVERETT DEAN MARTIN

4. Einfluss der Familie und Freunde

Freunde sind Engel,
die dir helfen zu fliegen.

JULIA VEROST

Jeder hat Verwandte oder Freunde, die für gewöhnlich optimistisch, und andere, die öfter negativ sind. Ihr Verstand nimmt unbewusst all diese Signale auf, interpretiert sie und Ihr Körper richtet sich nach ihnen. Vergessen Sie nicht, dass die Energie von positiv gestimmten Menschen durch Ihren Körper als positive Intentionen übersetzt wird, und dies wird Ihnen bei Ihrem Heilungsprozess helfen.

5. Ernährung, Sport und Gewohnheiten

Wir sind, was wir immer wieder tun.
Eine herausragende Leistung
ist daher kein einmaliger Akt,
sondern eine Gewohnheit.

ARISTOTELES

Sie kontrollieren, was in Ihren Körper gelangt, physisch, emotional und spirituell. Ernährung ist der physischste Aspekt dessen, womit Sie sich selbst „füttern". Behandeln Sie sich also mit dem Respekt, den Sie verdienen. Sich weise zu ernähren ist ein deutlicher Schritt hin zu Ihrer Heilung. Stellen Sie sicher, dass Sie viel Wasser trinken, denn es regt alle Körperprozesse an und reinigt Ihren Körper. Im späteren Verlauf dieses Arbeitsbuches schlage ich vor aufzuschreiben, womit Sie sich physisch „füttern" und diese Liste objektiv zu überprüfen. Jemanden, den Sie lieben, würden Sie ermutigen, sich ordentlich zu ernähren, Sport zu treiben und schädliche Gewohnheiten zu unterlassen. Lieben Sie sich selbst genug, um das Gleiche für sich selbst zu tun.

Wenn Sie Ihre Ernährung überprüfen, Ihre sportlichen Aktivitäten und Lebensgewohnheiten, bedenken Sie, was Sie *tatsächlich tun* im Vergleich zu dem, *was Sie tun könnten.* Denken Sie darüber nach, wodurch Sie diese Kluft verringern könnten. Wir sind alle Gewohnheitstiere. Entscheiden Sie sich für positive Gewohnheiten und integrieren Sie Veränderungen in Ihr tägliches Leben. Wenn Sie diesem Arbeitsbuch folgen, werden Sie heute bereits mit den Veränderungen beginnen können.

Innere Einflüsse

Ich bin der Meister meines Schicksals;
Ich bin der Kapitän meiner Seele.

ERNEST HENLEY

Innere Einflüsse bestehen aus zwei Teilen:

1. die Auslösereize innerhalb Ihres Körpers
2. die Interpretation dieser Auslösereize durch Ihren Verstand

Ihre Interpretation dieser Auslösereize trägt zu Ihrer einzigartigen Sicht der Welt bei, die auch durch äußere Einflüsse geformt wurde. Wenn Sie bei den folgenden Erläuterungen sorgfältig über Ihre inneren Botschaften nachdenken, können Sie Ihre Intentionen für Ihre Heilung ganz präzise mit diesen Signalen synchronisieren.

Sie können auch Ihre Interpretation der inneren Auslösereize verändern – d. h. Ihre Überzeugungen verändern. Darüber werde ich später noch ausführlicher sprechen. Für die meisten von uns ist es von entscheidender Bedeutung, unsere Interpretationen verändern zu wollen, denn wir sind fast alle darin begrenzt, zu erkennen, was uns unsere Sinne sagen und was tatsächlich möglich ist. Wenn Sie Ihre Intentionen für die Heilung einsetzen möchten, ist es wichtig, zu wissen, dass Ihre Intentionen synchronisiert oder in Einklang mit Ihren Überzeugungen sind.

Schauen wir also, wie wir diese inneren Einflüsse verstehen und unseren Geist verändern können, um unsere Möglichkeiten auszuweiten.

Innere Einflüsse

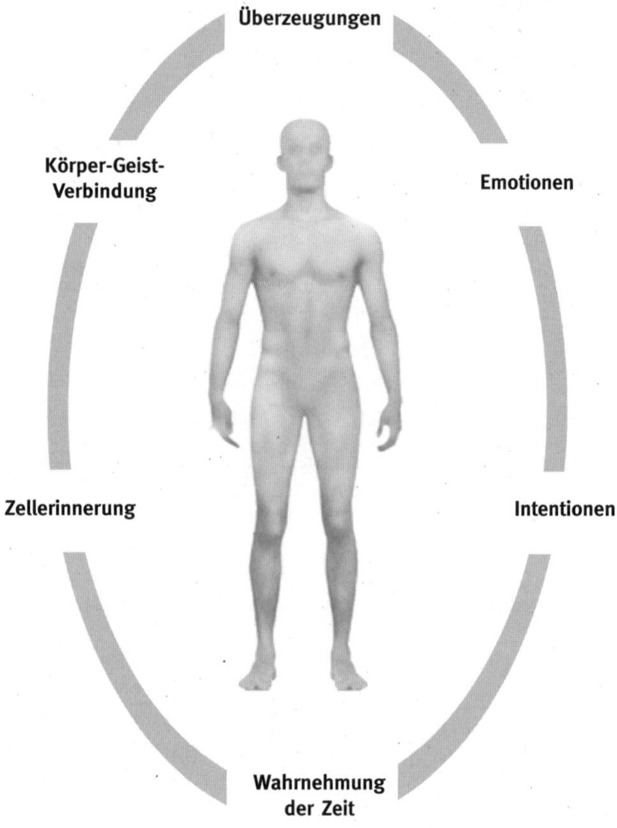

1. Überzeugungen (die mentale Integration aller Einflüsse)

Der Unterschied zwischen
einer Blume und einem Unkraut
ist die Wertung.

ANONYM

Überzeugungen sind die mentalen Konstrukte, die alle Einflüsse integrieren. Unsere Überzeugungen filtern alle eingehenden Informationen. Man stellte mir oft die Frage, wie religiöse Überzeugungen die Heilung eines Menschen beeinflussen. Heilung durch Intention funktioniert bei allen Menschen und allen Glaubenssystemen. Welche religiösen Überzeugungen Sie auch immer haben, sie üben wahrscheinlich einen großen Einfluss auf Sie aus. Nutzen Sie Ihre Überzeugungen in Ihren Visualisierungen, um die Wirkung auf Ihr Wohlbefinden zu verstärken. Überzeugungen sind eine sehr kraftvolle Form der Intention.

Ich habe bereits über die äußeren kulturellen Faktoren gesprochen, die den Glauben beeinflussen. Denken Sie jedoch daran, dass Sie die Kontrolle über den Edit Button haben. Sie erleben, wofür Sie sich entscheiden, wenn Sie lernen, *die Kontrolle* über die Erfahrung zu übernehmen, anstatt sich dadurch als Opfer zu fühlen.

Die Betonung liegt auf Veränderung. Sie sind in der Lage, Ihre Erfahrung zu verändern, sobald Sie verstehen, wie kraftvoll Ihr Geist ist und wie elastisch Ihre Überzeugungen sind. Zeigen Sie Eigeninitiative, wählen Sie, wie Sie fühlen möchten, anstatt einfach nur aus einer Gewohnheit heraus zu reagieren. Dies wird so lange nur Theorie bleiben, bis Sie sich dafür entscheiden, es auszuprobieren und für sich selbst herauszufinden.

Sie wusste nicht,
dass es nicht machbar war,
also fuhr sie fort und tat es.

MARYS ALMANACH

Rufen Sie sich noch einmal die Analogie mit dem Elefanten ins Gedächtnis zurück, der an einen Pfosten gebunden ist. Wenn man einen Elefanten mit einer Schnur an einem kleinen Pfosten festbindet und diese Schnur ist einfach nur über das obere Ende des Pfostens gestreift, dann ist der Elefant nicht in der Lage, wegzulaufen, denn er glaubt, angebunden zu sein. Natürlich wäre es aufgrund seiner enormen Kraft ein Leichtes für ihn, einfach wegzulaufen. Er wird nur durch seine Überzeugung festgehalten. Und so ist es auch bei uns.

Denken Sie einmal zurück an das letzte Mal, als Sie im Gras lagen und hinauf in den Himmel schauten. Sich diese dynamische Leinwand der Natur anzuschauen beflügelt unsere Vorstellungskraft. Jede sich formende und in die Vergessenheit sich wieder auflösende Wolke, die vorüberzieht, erinnert uns an etwas, an jemanden oder an einen Ort. Vergängliche Formen bauschen sich auf und verschwinden, während wir darüber reflektieren, womit sie sich in unserer Realität gleichen. Genau dann, wenn wir voller Zufriedenheit das Bild an die Wand genagelt haben, verändert es seinen Ausdruck. Es ist ganz leicht, vollkommen in den Eindrücken zu versinken, die wir aus unserer eigenen Vorstellung heraus unserem eigenen persönlichen Werk, das wir aus der Kunst der Natur erschaffen haben, aufprägen. Unser Vorstellungsvermögen hat keine Grenzen.

Vorstellungskraft ist wichtiger als Wissen.

ALBERT EINSTEIN

Gleichermaßen ist unsere Interpretation dessen, was wir hören, riechen, schmecken und berühren grenzenlos. Wenn wir uns auf den Moment fokussieren, in dem wir dort liegen, werden wir uns unvermittelt des Klanges von fließendem Wasser aus dem nahe gelegenen Bach gewahr, hören das Vogelgezwitscher in den Bäumen und das Rauschen der Blätter im leichten Wind. Wenn wir tief einatmen, können wir den leichten Geruch der Blüten der Bäume und Büsche wahrnehmen, die die Wiese umgeben; wir können die Süße der purpurnen Kleeblüten schmecken, auf denen wir herumkauen, während wir diese sinnliche Erfahrung genießen. Wir fühlen das stachelige und doch weiche Gras, auf dem wir liegen. Wir können sogar das gelegentliche Summen eines Insektes wahrnehmen, das voller Achtsamkeit seinen Pflichten nachgeht. Vielleicht krabbelt eine Ameise an unserem Ärmel hoch, doch wir in unserem Zustand der Glückseligkeit ignorieren das einfach.

Welch einen fantastischen Film haben Sie da erschaffen! Ein Film, der so viel mehr ist als das, was physisch vor sich gegangen ist. Die meisten Menschen beschreiben ihre Erfahrungen, indem sie nur ihre fünf Sinne innerhalb der vier Dimensionen von Zeit und Raum verwenden. Dies sind einfach die unmittelbaren sensorischen Wahrnehmungen. Sie sind jedoch nur ein kleiner Teil der uns offenstehenden grenzenlosen Erfahrungen.

Einige theoretische Physiker haben vor Kurzem Schätzungen abgegeben, die besagen, dass unsere physische Realität aus 11 Dimensionen besteht (Polchinski, J. [1998], „String-Theory", Universität von Cambridge, Vol. 998). Wie viele dieser Dimensionen mögen wohl erreichbar sein? Neue Entdeckungen, bei denen man Teilchenbeschleuniger eingesetzt hatte, die dem Studium dunkler Materie und Gravitation dienen, weisen auf eine konstant zunehmende Zahl von Dimensionen hin, während wir uns weiterhin darum bemühen, aus der Welt der Materie innerhalb unserer wissenschaftlichen Paradigmen schlau zu werden.

Ungeachtet der wissenschaftlichen Entdeckungen bestimmen letztendlich Sie die Erschaffung Ihrer eigenen Realität und Ihre entsprechende Reaktion. Nun also zurück zu dem von Ihnen erschaffenen Film, bei dem Sie im Gras liegen. Ihre subjektive Erfahrung hängt davon ab, wie Ihr Gewahrsein mit allem, was Sie denken und fühlen, interagiert, auch im Hinblick darauf, wie Sie den Zeitablauf wahrnehmen. Sie bestimmen, wie Sie auf Ihre Umgebung reagieren.

Ohne Unterlass erschaffen Sie das, was Sie erfahren, und erschaffen es immer wieder neu. Sie sind der Filmproduzent, Sie veröffentlichen, was Sie erlebt haben, was Sie erleben und erleben werden. Zeigen Sie Eigeninitiative und erkennen Sie, dass Sie die Kontrolle über jeden Aspekt im Film Ihres Lebens haben.

2. Emotionen

Das menschliche Verhalten
stammt aus drei Hauptquellen:
Begierde, Emotion und Wissen.

PLATO

Emotionen sind die Gefühle, die mit den Intentionen verbunden sind. Sie legen fest, was Sie vom Film Ihres Lebens halten. Ihre Emotionen sind wählbar – und Sie können eine andere Wahl treffen, d. h., Sie können Ihre Überzeugungen hinsichtlich Ihrer Emotionen verändern.

Manchmal möchten wir etwas oder jemandem außerhalb von uns selbst die Schuld an unseren Gefühlen geben. Es ist nur natürlich, bei einer ernsthaften Erkrankung zu fragen: „Warum ich?" Doch statt in die Opferrolle zu gehen, sollten Sie sich fragen: „Wie dient mir diese Krankheit? Was tut sie für mich? Verändert sie eine meiner Beziehungen? Erlaubt sie mir, etwas anderes zu tun oder mich anders zu verhalten?" Wenn Sie sich diese Fragen stellen, dann sind Sie auf dem besten Weg, den Prozess Ihrer Heilung zu beginnen. Diese Fragen machen Ihnen bewusst, welchen Bedürfnissen Sie sich zuwenden sollten, welche Veränderungen Sie machen und welches fehlerhafte Denken Sie aufgeben sollten. Sie fühlen sich dadurch nicht mehr länger als Opfer und haben einen ersten Schritt in Richtung Selbstermächtigung unternommen.

Betrachten wir, wie Emotionen in Ihrem Körper arbeiten. Die mit Ihren Überzeugungen verbundenen Emotionen lösen die

Freisetzung von biochemischen Substanzen/Biochemikalien und Hormonen aus. Indem Sie sich in einen „fröhlichen Zustand" versetzen, kontrollieren Sie die Ausschüttung von Serotonin und Endorphinen in Ihre Zellen hinein. Wenn Sie sich für einen gestressten Zustand entscheiden, dann haben Sie sich selbst die Freisetzung von Cortisol und Epinephrin verordnet. In beiden Beispielen erschafft Ihre Wahrnehmung Ihre biochemische Realität.

Kurz gesagt, Emotionen schüren oder treiben Ihre Gedanken an. Eine Intention, ein Gedanke oder eine Erinnerung stimuliert Neuronen. Dies ist vergleichbar damit, wie Strom einen Kreislauf bildet. Eine Emotion bringt Neuronen dazu, eine spezielle Frequenz auszusenden, die dann wiederum die Freisetzung biochemischer Korrelate für eine spezifische Emotion stimuliert. Bei vielen körperlichen Erkrankungen spielen Emotionen eine wesentliche Rolle.

Ihre Gedankenmuster führen zu den von Ihnen am stärksten empfundenen Emotionen und im Gegenzug setzen diese dann biochemische Substanzen frei. Sie können entscheiden, wie Sie auf eine Situation reagieren möchten.

Bei einer ernsthaften Erkrankung ist es schwierig, sich dem Gefühl von Angst zu entziehen, da man nicht weiß, wie die Zukunft aussehen wird. Erkennen Sie die Angst, denken Sie an die Kraft Ihres Geistes und entscheiden Sie sich dafür, die Angst loszulassen. Ihr Kraftpunkt ist nicht die Zukunft, sondern das *Jetzt.* Üben Sie sich darin, Angst loszulassen. Fühlen Sie sich nicht mehr länger hilflos. Erinnern Sie sich: Es ist nur eine Gewohnheit, die Sie verändern können. *Vertrauen Sie dem Prozess* Ihrer eigenen Heilfähigkeiten.

Genau so wie unkontrollierte Emotionen Ihr gesundheitliches Problem verstärken können, können Sie diese auch für Ihre Genesung einsetzen.

Im Arbeitsbuchteil erhalten Sie Anleitungen, wie Sie Ihre Reaktionen und Erwiderungen/Antworten umgestalten können und Ihre Emotionen nicht mehr länger unterdrücken.

Sie können durch Übung und das Ausüben von Kontrolle rational entscheiden, wie Sie auf eine Situation reagieren möchten.

3. Intentionen

Macht ist die Fähigkeit,
Intention in die Realität zu übertragen
und sie dann zu erhalten.

WARREN BENNIS

Intentionen sind zielgerichtetes Denken. Was geschieht in Ihrem Körper mit einer Intention? Eine Intention aktiviert Neuronen in Ihrem Gehirn, indem sie genau genommen Signale von einem Neuron zu einem anderen sendet und dadurch Ihr gesamtes Sein in Alarmbereitschaft versetzt.

In einem größeren Rahmen bedeutet das, dass Ihre Neuronen bei einem Gedanken Signale weit über Ihren physischen Körper hinaus senden, da sie mit Ihrer eigenen einzigartigen Frequenz in Resonanz sind. Ihre Resonanz verbindet Sie mit dem universellen Energiefeld, das man als die Ansammlung aller Informationen über alles im Universum und seine Verbindung mit allem bezeichnen kann. Dieses Feld ist an allen Orten und zu allen Zeiten präsent und verbindet gleichzeitig alle vergangenen, gegenwärtigen und möglichen zukünftigen Ereignisse miteinander. Es ist eine Vorlage für den Informationsaustausch; eine Vorlage, zu der wir in der Tat durch unsere fokussierte Intention Zugang erhalten können. Wir sind wahrhaftig fantastische Wesen.

Ihr Körper besteht aus Billionen von Zellen und in jeder Sekunde finden unzählige chemische Reaktionen statt. All diese Reaktionen werden auf molekularer Ebene durch Ihre Intentionen beeinflusst. Sie sind die Antriebskraft, die die Energie und die Informationssysteme beeinflusst.

Wenn Sie ein positives Ergebnis erwarten, dann senden Sie diese Intention zu sich selbst und lösen damit eine Kaskade biochemischer Reaktionen in Ihrem Körper aus. Ihre Intention hat alles in Bewegung gesetzt, um Ereignisse zu beeinflussen, daher sind diese mit Ihren Gedanken im Einklang. Ihre Intentionen beeinflussen die Dinge weit über Ihre bewusste Wahrnehmung hinaus. Ihr Körper lauscht dem, was Sie zu sich selbst sagen, und reagiert entsprechend. Sagen Sie zu sich selbst, dass Sie die Kontrolle übernehmen!

Sie sind verantwortlich für das Wohlbefinden jeder Zelle Ihres Körpers, so wie Eltern verantwortlich sind für ihre Sprösslinge. Übernehmen Sie die Elternschaft für Ihre Zellen, indem Sie ihnen nur das Beste zukommen lassen. Geben Sie Ihren Zellen die bestmögliche Nahrung für optimale physische und mentale Gesundheit. Spornen Sie sich selbst mit positiven Gedanken an, so wie Sie Ihr Kind motivieren würden.

Wie ich bereits in der kurzen wissenschaftlichen Abhandlung erklärt habe, gibt es immer mehr Beweise dafür, dass unsere Gedanken und Intentionen unsere biologischen Bahnen beeinflussen, und dies wiederum beeinflusst den Heilungsprozess. Anhand von Experimenten wurde bewiesen, dass an spezielle Teile unseres Körpers gerichtete mentale Bilder und Intentionen in der Tat wesentliche physiologische Veränderungen hervorbringen (Ader, R. [1981], *Psychoneuroimmunologie*). Spezifische Intentionen scheinen die Frequenz von Energiefeldern zu verändern, die für spezifische Heilungsbahnen richtungsweisend sind.

Ein solches Experiment über die Wirkung bewusster Intention auf die menschliche DNA wurde durch das HeartMath Forschungszentrum durchgeführt (R. McCraty, G. Rein et al. [2003]. „Modulation of DNA-Conformation by Heart-Focused Intention“, HeartMath Forschung).

Experimente zeigten, dass die DNA in der Tat ihre Form veränderte, als die Forscher absichtlich unterschiedliche Emotionen in Richtung der DNA lenkten.

Als die Forscher liebevolle Emotionen zu der DNA-Probe sandten, verlängerten sich die DNA-Stränge oder dehnten sich aus, so als wären sie in einem entspannten Zustand. Im Gegensatz dazu zogen sie sich zusammen und verkürzten sich, als die Forscher Ärger, Angst oder Stress zu ihnen sandten. Die DNA-Aufwicklung steht in direktem Zusammenhang mit der Genexpression. Dies eröffnet die erstaunliche Möglichkeit, dass unser Geist in der Lage sein könnte, bewusst die Genexpression zu verändern.

Das heißt ganz konkret: Sie entscheiden letztendlich darüber, wie Ihre Zukunft aussehen soll. Sie erschaffen die zukünftige Form der Dinge. Sie werden das manifestieren, worauf Sie sich fokussieren.

Veränderung ist eine Entscheidung.

ADAM

Sie können ganz bewusst Ihre automatischen Stressreaktionen verändern. Sie können lernen, liebevoller auf Situationen zu reagieren. Gewöhnen Sie sich an, sich in die Situation der anderen Person hineinzuversetzen. Wenn Sie beispielsweise wieder einmal ein Telefonverkäufer anruft, widerstehen Sie der Versuchung, schroff oder wütend zu reagieren.

Halten Sie einen Augenblick inne. Stellen Sie sich stattdessen vor, wie die Person am anderen Ende der Telefonleitung in einem Dritte-Welt-Land jeden Tag schwer arbeitet, um die Familie zu ernähren. Stellen Sie sich all die Stunden vor, die diese Person aufgewandt hat, um eine fremde Sprache zu lernen, damit sie diesen Job machen kann. Reagieren Sie dann mit mehr Verständnis und Mitgefühl. Wenn Sie dies wiederholt in allen möglichen Situationen tun, können Sie sich selbst für eine Veränderung umprogrammieren.

4. Wahrnehmung der Zeit

Zeit ist das,
was alle Dinge davon abhält,
auf einmal stattzufinden.

JOHN ARCHIBALD WHEELER

Was Sie wahrnehmen, basiert darauf, was Sie sich wahrzunehmen vorstellen können. Erinnern Sie sich, der Geist ist grenzenlos. Jeder von uns interpretiert Ereignisse auf seine eigene, einzigartige Weise. Der Verlauf von Gerichtsverhandlungen hängt von diesem Phänomen ab. Augenzeugenberichte unterscheiden sich, nicht weil die Zeugen lügen, sondern weil sie unterschiedliche Filter haben und das gleiche Ereignis unterschiedlich sehen und erleben. Ihre Wahrnehmung der Zeit ist einer dieser Filter.

Stellen Sie sich das *Jetzt* als eine Brücke vor. Auf der einen Seite der Brücke ist unsere Vergangenheit, die alle Ereignisse, Wahrscheinlichkeiten und Entscheidungen enthält, die uns in unser *Jetzt* geführt haben. Auf der anderen Seite der Brücke ist unsere Zukunft, die alle Möglichkeiten und Wahrscheinlichkeiten der Realität enthält. Die Brücke oder unser *Jetzt* ist unser Kontrollpunkt und unsere Macht durch unsere Intentionen.

Stellen Sie sich vor, Sie möchten einen Zeitpunkt in der Zukunft beeinflussen, vielleicht haben Sie am nächsten Tag eine Prüfung. Sie haben fleißig gelernt, doch Sie fühlen sich immer noch ängstlich. Visualisieren Sie Ihr zukünftiges Selbst, wie es sich ruhig hinsetzt, um die Prüfung zu schreiben. Visualisieren Sie, wie es den Prüfungsbogen öffnet und wie Ihnen alle Fragen vertraut sind. Bei den Fragen geht es genau um die Informationen, auf die Sie sich vorbereitet haben. Sehen Sie sich selbst, wie Sie alle Antworten niederschreiben und wissen, dass sie korrekt sind. Je realistischer Sie diese Visualisierung durchführen können, umso besser werden Sie auf dieses zukünftige Ereignis vorbereitet sein.

Auf diese Weise können wir „zukünftige" Ereignisse durch unsere Intentionen verändern. Indem Sie Ihre Zukunft verändern, verändern Sie auch Ihre Wahrnehmung vergangener Ereignisse. Wenn Sie beispielsweise in der Vergangenheit Angst vor einer Prüfung hatten und Sie in dieser Emotion geblieben sind, so hat sich dies auf das Ergebnis der Prüfung ausgewirkt. Sie haben sich jedoch im *Jetzt* dafür entschieden, Ihre Zukunft durch Visualisierungen zu verändern, so wie ich dies zuvor bereits erwähnt habe. Somit verändern Sie gleichzeitig auch Ihre Wahrnehmung der Vergangenheit.

Ein interessantes Beispiel eines Gedankens in der Zeit ist, das elementare Gas *Argon* einzuatmen. Da es ein nicht reaktives Gas ist, existiert Argon jetzt in der gleichen Form in unserer Atmosphäre, wie es seit Millionen von Jahren existiert hat. Stellen Sie sich all die Veränderungen vor, die die Erde seit dem Beginn der Existenz unseres Planeten durchlaufen hat. Atmen Sie nun tief ein. … Dieser Hauch frischer Luft enthält einige der Atome, die auch vom ersten aufrecht gehenden Menschen eingeatmet worden waren.

Verwischt das nicht die starren Linien, die wir zwischen der Vergangenheit, der Gegenwart und der Zukunft gezogen haben?

Unsere physische und mentale Perspektive über den Verlauf der Zeit ist eine individuelle Erfahrung. In dem Film „Die kleinen Strolche" sprach ein Fünfjähriger von einem Ereignis, das fünf Jahre vor Anbeginn der Zeit stattgefunden hatte. Aus seiner Perspektive war dies der Anbeginn der Zeit. Gleichermaßen haben wir alle unsere eigene Vorstellung vom Verlauf der Zeit in Bezug darauf, wie dies unser Leben beeinflusst. Zeit erhält ihre Struktur nur durch die Augen des Zuschauers: durch *Sie.*

Das ganze menschliche Leben
ist nur ein Zeitpunkt;
genießen wir es.

PLUTARCH

5. Zellerinnerung

Erinnerung ist das Tagebuch,
das wir alle mit uns herumtragen.

OSCAR WILDE

Die Theorie der Zellerinnerung besagt, dass Erinnerungen, einschließlich der Gewohnheiten und Interessen, in jeder Zelle des menschlichen Körpers gespeichert sind. Jede Zelle Ihres Körper ist eine einzigartige, ausgeprägte, lebendige Wesenheit, während gleichzeitig all Ihre Zellen gemeinsam als ein lebendiger Organismus funktionieren. Jede Zelle hat die Fähigkeit, die Funktionen eines jeden Organs im Körper auszuführen. Jede Zelle hat ihre eigenen Immun- und Verdauungsfunktionen und skelettartigen Strukturen. Jede Zelle speichert auch Erinnerungen und Emotionen.

Damit solch ein vereinter multizellulärer Organismus funktioniert, muss es einen effektiven Kommunikationsmechanismus zwischen allen Zellen geben. Das Nervensystem trägt viel zu dieser Kommunikation bei, doch es gibt noch mehr als nur die Nervenzellen, die alle Zellen miteinander verbinden. Biochemische Bahnen stellen eine interzelluläre Verbindung her, doch dies erklärt nicht ganz die Synchronizität zwischen entfernten Zellen. Es muss noch ein anderer Kommunikationsmechanismus existieren.

Ich beschreibe diesen noch nicht entdeckten Kommunikationsmechanismus als das, „was aus Ihren Augen hervorschaut“. Er wird aktiviert durch die Frequenz Ihrer einzigartigen Energie, die jede Zelle in Ihrem Körper so koordiniert, dass alles als eine harmonische Einheit funktioniert: als *Sie*!

Dr. Candace Pert, Autor des Buches *Die Moleküle der Gefühle (1979),* behauptet, dass Zellrezeptoren als Verbindungsstellen zwischen Ihren Erinnerungen, Organen und Ihrem Geist fungieren. Die Energie der Emotionen wird auf dynamische Weise in allen lebenden Organismen gespeichert. Diesen dynamischen Prozess bezeichnet man als Zellerinnerung.

Es gibt viele interessante Berichte über Empfänger von Organen, die Veränderungen aufwiesen, die Züge des Spenders reflektierten (G. Schwartz, L. Russeck, P. Pearsall [2002] „Changes in Heart Transplant Recipients That Parallel the Personalities of Their Donors". *Journal of Near-Death Studies*). Ein Beispiel hierfür ist der Fall eines 47 Jahre alten Mannes, der das Herz eines 17-jährigen Jungen erhalten hatte. Nach der Transplantation wunderte sich der Organempfänger über seine neu entdeckte Liebe zur klassischen Musik. Später entdeckte er dann, dass der Organspender klassische Musik liebte und Geige spielte. Der 17-jährige Junge war bei einem Autounfall ums Leben gekommen, mit der Geige in seiner Hand.

Zellerinnerung ist ein wichtiger physiologischer Teil unserer Körper-Geist-Verbindung. Ein Beispiel aus meiner Kindheit macht diesen Punkt deutlich. Als 2-jähriger Junge griff ich immer nach Dingen, die ganz weit oben auf der Küchenarbeitsplatte standen. Mein Vater sagte immer, der Toaster sei heiß, der Wasserkessel sei heiß, der Herd sei heiß. Das Wort heiß hatte für mich keine Bedeutung, bis zu dem Tag, an dem es mir gelang, den Toaster anzufassen, als er heiß war. Urplötzlich bekam das Wort *heiß* eine Bedeutung.

Heiß zu erfahren stellte in meinem Geist durch mein Nervensystem eine Verbindung zu meiner verbrannten Hand her. Mein Vater erzählte mir, dass ich nicht geweint hätte, sondern meine Hand angestarrt und das Wort „heiß" wiederholt hätte.

Es war nun eine bedeutsame Verbindung in meiner Erinnerung hergestellt worden. An diesem Punkt hatte jede Zelle meines Körpers „heiß" erlebt und die Erinnerung an dieses Ereignis war dauerhaft in alle meine Zellen eingeprägt.

Wir alle haben ähnliche Erfahrungen gemacht, die mit unserer Zellerinnerung fest verdrahtet wurden. Sich physische und/ oder emotionale Ereignisse nochmals ins Gedächtnis zurückzurufen löst sehr starke Erinnerungen aus. Fokussieren Sie Ihre Intention nicht nur darauf, die Erinnerungen in Ihrem Geist zu verändern, sondern auch die Erinnerungen in Ihren Zellen. In den Übungen des Arbeitsbuches werden Sie dazu angeregt, Erinnerungen und Emotionen zu Ihrem Vorteil einzusetzen, indem Sie das, was geschehen ist, umschreiben. Sie werden lernen, sie entsprechend Ihrer Bedürfnisse zu verändern.

Dieses Buch wird Sie durch Ihren Heilungsprozess geleiten, indem Sie Ihre bewusste Kreativität mit den unbewussteren Aspekten der Erinnerung in Verbindung bringen. Beim Lesen des Arbeitsbuches werden Sie beginnen, wieder in einen höheren Zustand des Gewahrseins zu erwachen.

6. Körper-Geist-Verbindung

Das, womit sich der Geist länger befasst,
wirkt auf den Körper ein.

DENNIS WAITLEY

Ich habe ganz genau die Körper-Geist-Verbindung beschrieben. Sie ist unser direktester und kraftvollster Zugang zu unserem eigenen Heilungspotential. Durch die Stärkung sowohl des Geistes als auch des Körpers maximieren Sie das Potential dieser so wichtigen Bindung.

Um den Körper zu stärken, muss jede Zelle auf effiziente Weise Nahrung aufnehmen, einschließlich Sauerstoff. Atemtechniken und Sport stimulieren diesen Prozess. Dadurch werden Botschaften an Ihren Geist gesendet, dass Sie es mit der Optimierung Ihres Gesundheitszustandes ernst meinen. Diese kleinen Veränderungen signalisieren jeder Zelle Ihres Körpers, dass Sie bereit sind, sich zu ändern. Das ist ein Kernpunkt bei der Stärkung Ihrer Körper-Geist-Verbindung im Hinblick auf Ihre Heilungsintentionen.

Was man nicht ausprobiert,
funktioniert nicht.

CLAUDE MCDONALD

Zur Stärkung Ihres Geistes betrachten Sie einmal Folgendes: Ihr Gehirn, der physische Mechanismus des Geistes, ist der komplizierteste und tiefgründigste Computer, der jemals erschaffen wurde. Laut Schätzungen befinden sich über 100 Milliarden Nervenzellen in Ihrem Gehirn (Huang, G. [2008]. „Essence of Thought". *New Scientist;* Vol. 198). Dadurch verfügt Ihr Gehirn über eine Verarbeitungskapazität von 100 Billionen, verglichen mit 25 Milliarden eines durchschnittlichen Schreibtischcomputers, mit anderen Worten eine 4000-fach höhere Verarbeitungskapazität. Unser Gehirn hat auch die Fähigkeit, eine Million neue Neuronenverbindungen pro Sekunde herzustellen; das Gehirn eines Erwachsenen hat 500 Billionen Synapsen.

Das Erstaunlichste an Ihrem Gehirn ist seine Anpassungsfähigkeit und Flexibilität. Es passt sich Ihren eigenen Denkprozessen durch Erwartungen an und erneuert sich, repariert sich, verdrahtet sich ständig neu und erschafft sich dadurch immer wieder aufs Neue. Ein Gedanke wird in Ihrem Gehirn übersetzt; dann programmiert Ihr Gehirn Veränderungen an Ihrem Körper, um diesen Gedanken aufzunehmen. Was Sie denken, das erhalten Sie.

Um Ihr Wohlbefinden zu optimieren, programmieren Sie sich um, damit Ihr Immunsystem besser arbeitet. Sie müssen verstehen, dass Sie den Wunsch haben müssen, sich zu *verändern*, bevor dies stattfinden kann. Dies mag sich seltsam anhören, denn natürlich möchten Sie sich verändern, Sie möchten, dass es Ihnen besser geht. Indem Sie Ihre Absicht und Ihren Wunsch nach Besserung äußern, müssen Sie erkennen, dass Sie sich darauf fokussieren müssen, das zu verändern, was Sie sowohl äußerlich als auch innerlich beeinflusst.

Ihre Gesundheit ist viel mehr als nur Ihr physisches Wohlbefinden. Um etwas zu verändern, ist es notwendig, all das anzugehen, was Sie beeinflusst, aber auch Ihre Sichtweise der Realität. Ihre aufrichtige Intention, sich zu verändern, muss alle Aspekte von Ihnen und von Ihrem Leben umfassen.

Es gibt keinen besseren Zeitpunkt als jetzt, um diesen Veränderungsprozess zu beginnen. Besser früher als später, zögern Sie also nicht. Zeigen Sie sich selbst, dass Sie Ihre Verpflichtung, sich zu verändern, ernst meinen. Erklären Sie Veränderung zu Ihrer ersten Priorität. Denken Sie daran, Sie können sich nicht selbst hereinlegen, denn Sie kennen sich zu gut. Aber Sie *können sich verändern.*

> *Glaubt daran, es zu besitzen,*
> *und es gehört euch.*
> LATEINISCHES SPRICHWORT

Zusammenfassung

Neueste Forschungen in der Molekularbiologie zeigen, dass Intentionen Ihre Gesundheit beeinflussen, indem sie direkt auf Ihren Stoffwechsel einwirken.

Wie können Sie also dieses Wissen zu Ihrem Vorteil nutzen?

Ihr erster Schritt in Richtung Veränderung ist Gewahrsein. Erkennen Sie, wie Ihre Umwelt Sie beeinflusst. Zeigen Sie Eigeninitiative bei der Interpretation dieser externen Signale. Ihre Heilung wird sowohl durch äußere als auch durch innere Ereignisse beeinflusst, doch das Wie liegt bei Ihnen. Ihre Wahrnehmung darüber, wie Ereignisse auf Sie einwirken, ist letztendlich das, was Sie mehr beeinflusst als das Ereignis selbst. Es ist wichtig, sich nur den Informationen zu öffnen, die für Ihre Heilung hilfreich sind.

Sie sollten sich einzig und allein auf Ihre aufrichtige Intention fokussieren. Reflektieren Sie über sich selbst und werden Sie vollkommen ehrlich sich selbst gegenüber. Fokussieren Sie sich darauf, wie Sie denken, und erkennen Sie, wie jeder Gedanke in einen anderen hineinfließt und wie Ihre Gedanken miteinander interagieren. Intention bringt Ihre bewusste Wahrnehmung in Einklang mit Ihren unterbewussten Gedanken und Überzeugungen. Dadurch arbeiten dann alle Zellen auf das gleiche Ziel hin oder sind sozusagen auf der gleichen Seite. Ihre bewusste Intention muss mit Ihrer unterbewussten Intention synchronisiert oder in Einklang gebracht werden.

Fragen Sie sich selbst „Was möchte ich?“ Beschränken Sie sich auf *ein* gewünschtes Resultat. Wenn Ihre Antwort lautet, gesund sein zu wollen, dann sprechen Sie dies laut aus. Schreien Sie „Ich möchte gesund sein!“ Lassen Sie diese Intention in sich nachhallen. Genau das erwarten Sie. Fokussieren Sie sich darauf, dass diese Erwartung erfüllt wird. Ihre Wahrnehmung des Resultates bewirkt sehr viel.

Verändern Sie jede Gewohnheit oder jedes Muster, das nicht mit Ihrem Heilungsprogramm synchron läuft. Nehmen Sie nur für Sie hilfreiche Informationen auf. Lassen Sie sich selbst wissen, dass Sie sich ernsthaft auf den Pfad in Richtung Veränderung fokussieren. Dieses Buch wird Ihnen diesen Pfad weisen.

Machen Sie die Übungen in den Abschnitten des Arbeitsbuches in der vorgegebenen Reihenfolge und springen Sie nicht zwischen den Übungen hin und her. Sie wurden mit Blick auf Ihren Verstand in einer bestimmten Reihenfolge konzipiert und stellen sicher, dass Sie für jeden neuen Schritt auf diesem Weg bereit sind. Sie werden sich mit dem darin enthaltenen Material wohlfühlen, sich an Ihrem Fortschritt erfreuen und bereit sein, Weiteres zu erforschen.

Verwenden Sie die Techniken, die dieses Handbuch enthält, um sich selbst einen ganz besonderen Vorsprung bei Ihrer Heilung zu verschaffen.

Viel Spaß!

Arbeitsbuch Teil I

Eine Grundlage für Visualisierungen

Wir können mit Hilfe unserer Bewusstheit unser Leben transformieren, indem wir die begrenzenden Wahrnehmungen, Überzeugungen und selbstsabotierenden Verhaltensweisen, die in unser Unterbewusstsein eingeprägt sind, umschreiben.

DR. BRUCE LIPTON

Bei der Heilung mit Hilfe von Intentionen ist es erforderlich, dass Sie Ihre bewussten Intentionen mit Ihrem Unterbewusstsein in Einklang bringen. Bevor dies geschehen kann, müssen Sie Ihre Wahrnehmungen der Vergangenheit überprüfen. Mit Hilfe dieser Übungen werden Sie die größte Wirkung aus diesem kraftvollen Prozess erzielen.

Um die bestmöglichen Resultate zu erzielen, ist es von wesentlicher Bedeutung, dass Sie zuerst diesen Abschnitt lesen. Die Bearbeitung dieser Themen wird Sie mental, physisch und spirituell auf die spezifischen, danach folgenden Heilungsvisualisierungen vorbereiten. Obwohl Sie vielleicht ungeduldig sind und endlich die Visualisierungen selbst durchführen möchten, betrügen Sie sich nicht selbst, indem Sie versuchen, diesen Prozess abzukürzen. Wenn Sie diesen Schritt überspringen, dann ist es so, als würden Sie ein Haus ohne Fundament bauen: Es wird keine stabile Struktur haben. Bauen Sie Ihr stabiles zukünftiges Wohlbefinden auf, indem Sie der Abfolge in diesem Buch folgen. Heilen Sie Ihre Vergangenheit, indem Sie eine neue, positivere und optimistischere Sicht auf Ihre Zukunft entwerfen.

Es empfiehlt sich, die Tabellen und Schaubilder in einem größeren Format darzustellen, damit Sie Ihren Heilungsprozess ganz genau aufzeichnen und nachvollziehen können. Ein Tagebuch zu führen ist ein weiterer Schritt, um Ihrem Körper mitzuteilen, dass es Ihnen mit Ihren Veränderungsabsichten ernst ist.

Das folgende Diagramm stellt wichtige Themen dar, die Sie angehen sollten.

Arbeitsbuch Teil I Themen

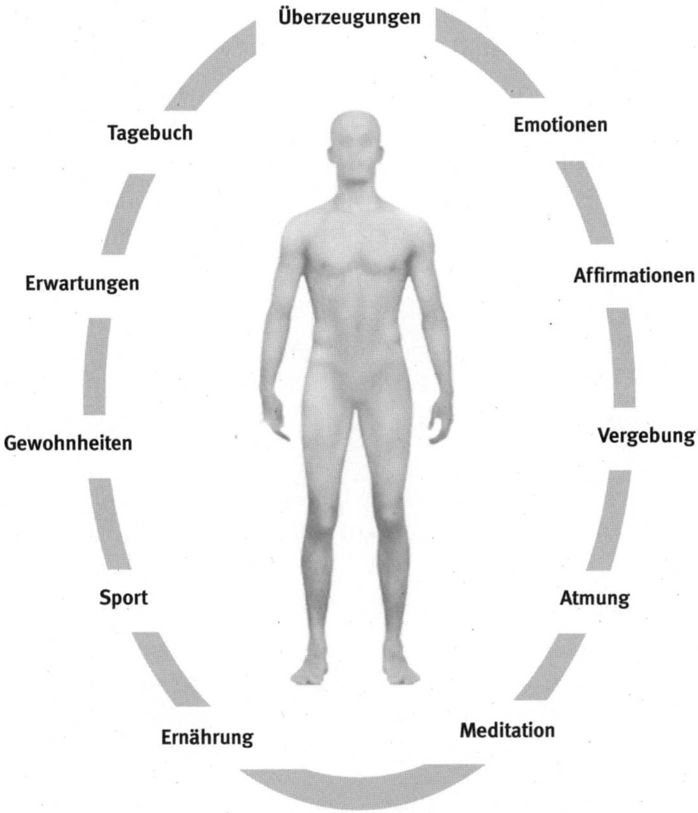

Veränderung begrenzender Überzeugungen

Wenn Sie Ihre Sicht der Dinge verändern, dann verändern sich die von Ihnen betrachteten Dinge.

DR. WAYNE DYER

Unser Glaubenssystem ist unser ganz einzigartiger individueller Filter, durch den wir die Welt betrachten. Durch unsere bisher im Leben gemachten Erfahrungen haben wir alle unser eigenes System entwickelt, hereinkommende Informationen so weiter zu verarbeiten, wie sie für uns von größtem Nutzen zu sein scheinen. Diese Interpretation von Ereignissen ist nicht besonders hilfreich für unsere Entwicklung und unser Wachstum, wenn wir unsere Überzeugungen begrenzen. Interpretieren Sie vergangene Ereignisse noch einmal neu, um selbstbegrenzende Überzeugungen zu eliminieren.

Realitätscheck der Überzeugungen

Untersuchen wir einige Ihrer Überzeugungen, die eine effiziente Heilung durch Intention beeinträchtigen könnten. Seien Sie offen und ehrlich zu sich selbst. Denken Sie daran, Sie können sich selbst nicht belügen. Überprüfen Sie, welche der folgenden Aussagen auf Sie zutreffen:

1. Begrenzende Überzeugung:
Ich habe keine Macht, Ereignisse zu beeinflussen. Ich reagiere auf Ereignisse und erschaffe sie nicht. Daher bin ich ein Opfer der Umstände.

> **Realitätscheck:** Kürzlich durchgeführte Studien über die Macht der Intention zeigen, dass Materie einschließlich der DNA durch Intentionen beeinflusst werden kann.

Führen Sie gemäß dieser jüngsten Forschungsergebnisse ein Update der Software in Ihrem Verstand durch.

Alternative positive Sichtweise: Ich entscheide mich dafür, meine Macht dafür einzusetzen, meine Gesundheit zu beeinflussen.

Welchen Bezug hat die begrenzende Überzeugung Nr. 1 auf Ihre Situation und was können Sie tun, um dies zu verändern?

____

____

Zweifelt, an wem auch immer ihr wollt,
aber niemals an euch selbst.

CHRISTINE BOVEE

2. Begrenzende Überzeugung:
Ich verdiene weder Gesundheit noch Glück.

Realitätscheck: *Gesundheit und Glück sind kein Verdienst.* Sie *erschaffen* Ihre eigene Gesundheit und Ihr eigenes Glück, also integrieren Sie diese Realität in Ihre Gedanken, Worte und Handlungen.

Alternative positive Sichtweise: Ich verdiene Gesundheit und Glück, denn genau das beabsichtige ich zu *erschaffen.*

Welchen Bezug hat die begrenzende Überzeugung Nr. 2 auf Ihre Situation und was können Sie tun, um dies zu verändern?

Die einzige Begrenzung
unserer Verwirklichung von morgen
sind unsere Zweifel von heute.

FRANKLIN D. ROOSEVELT

3. Begrenzende Überzeugung:
Ich fürchte mich vor dem Tod.

Realitätscheck: Letztendlich wird jeder und alles irgendwann einmal sterben. Es ist eine Frage des Wann und unter welchen Umständen. Sehen Sie den Tod als einen Transformationsprozess und nicht als das Ende. Er ist ein neuer Anfang. *Vertrauen Sie dem Prozess.*

Alternative positive Sichtweise: Der Tod ist ein natürlicher Prozess und mit diesem Wissen werde ich aus jedem Tag das Beste machen.

Welchen Bezug hat die begrenzende Überzeugung Nr. 3 auf Ihre Situation und was können Sie tun, um dies zu verändern?

Man sollte nichts im Leben fürchten.
Man muss es nur verstehen.

MARIE CURIE

4. Begrenzende Überzeugung:
Ich habe immer Pech.

Realitätscheck: Sie erschaffen Ihre eigene Realität und es ist an der Zeit, sich für mehr Glück zu entscheiden. Fokussieren Sie sich auf die positiven Dinge an Ihrem Tag. Geben Sie sich nicht mit Kleinkram ab!

Alternative positive Sichtweise: Ich erlebe viel Gutes an jedem Tag.

Welchen Bezug hat die begrenzende Überzeugung Nr. 4 auf Ihre Situation und was können Sie tun, um dies zu verändern?

____

____

Jedes Missgeschick, das Ihnen zustößt,
trägt den Samen des Glücks
des nächsten Tages in sich.

OG MANDINO

5. Begrenzende Überzeugung:
Heute wird es noch schlimmer als gestern.

Realitätscheck: Intentionen und Gedanken sind natürliche Kräfte der Natur, so wie die Gravitation. Denken Sie positiv und Sie werden positive Ereignisse und Erwartungen in Ihre Realität hineinziehen.

Alternative positive Sichtweise: Ich entscheide mich für einen glücklichen Tag.

Welchen Bezug hat die begrenzende Überzeugung Nr. 5 auf Ihre Situation und was können Sie tun, um dies zu verändern?

____

____

Gestern ist vorüber. Morgen ist noch nicht da.
Wir haben nur heute. Lasst uns beginnen.

MUTTER THERESA

6. Begrenzende Überzeugung:
Ich habe Angst, zu versagen, daher gehe ich lieber kein Risiko ein.

Realitätscheck: Vertrauen Sie dem Prozess und glauben Sie an Ihren Erfolg. Nur das, was man versucht, kann man auch erreichen.

Alternative positive Sichtweise: Ich freue mich darauf, heute etwas Neues auszuprobieren.

Welchen Bezug hat die begrenzende Überzeugung Nr. 6 auf Ihre Situation und was können Sie tun, um dies zu verändern?

____

____

Denkt daran:
100 % der nicht abgefeuerten Schüsse
treffen das Ziel nicht.

WAYNE GRETZKY

7. Begrenzende Überzeugung:
Ich habe zu viel Stress in meinem Leben.

Realitätscheck: Stress ist die Reaktion, die Sie sich selbst erlaubt haben. Wenn ein Ereignis diese Reaktion bei Ihnen auslöst, fragen Sie sich selbst, warum Sie sich dafür entschieden haben.

Alternative positive Sichtweise: Ich erledige alles, was kommt, auf meine Weise und dies vollkommen stressfrei.

Welchen Bezug hat die begrenzende Überzeugung Nr. 7 auf Ihre Situation und was können Sie tun, um dies zu verändern?

____

____

Wenn es regnet, dann lasse ich es regnen.

113 JAHRE ALTER MANN
AUF DIE FRAGE
NACH DEM GEHEIMNIS
SEINES LANGEN LEBENS.

Dies sind ein paar Überzeugungen, die Sie von Ihrer Heilung abhalten können. Machen Sie sich eine Liste Ihrer eigenen Sie begrenzenden Überzeugungen und verwenden Sie dafür die folgende Tabelle, um sie zu analysieren und zu verändern.

Tabelle begrenzender Überzeugungen

Ihre Sie begrenzende Überzeugung	Realitätscheck	Alternative positive Sichtweise

Heilende Emotionen

Euer Herz weiß oft Dinge,
bevor der Geist sie weiß.

POLLY ADLER

Emotionen sind Gefühle, die mit Gedanken und Erinnerungen verbunden sind. Die Auswirkungen negativer Emotionen haben die Tendenz, sich wie bei einem Staudamm aufzustauen und Ihren Energiefluss zu blockieren. Die Themen, durch die diese Energieblockade entsteht, und ihr Ausmaß sind bei jedem von uns anders. Wir alle haben unsere eigenen, einzigartigen Blockaden. Identifizieren Sie das Gefühl, das in Ihnen entsteht, wenn Sie immer mehr Stress haben, oder die Emotion, die Sie als ein physisches Symptom zum Ausdruck bringen. Wie ist z. B. Ihre erste physische Reaktion auf Stress? Bekommen Sie auf einmal Kopfweh, schmerzt Sie Ihr Rücken oder bekommen Sie Magenschmerzen oder den sprichwörtlichen Schmerz im Nacken?

Sehen Sie vor Ihrem inneren Auge die Blockade Ihrer emotionalen Reaktionen und konzentrieren Sie sich darauf, den Damm *wegzusprengen,* damit der natürliche heilende Strom fließen kann.

Die folgenden Übungen werden Ihnen dabei helfen, die Auswirkungen aller gewohnheitsmäßigen emotionalen Reaktionen auf Ihr tägliches Leben zu identifizieren, die Sie aus Ihrer Vergangenheit mit sich herumtragen.

Seien Sie bei der Beantwortung der folgenden Fragen so ehrlich und sorgfältig wie möglich. Stellen Sie sicher, dass Sie sich Mühe gegeben haben, tief zu graben, und alle emotionalen Steine umgedreht haben.

Übung zu emotionalen Herausforderungen

1. Welche ungelösten Themen überdenken Sie oft voller Ärger? Enthält Ihr Ärger einen Vorwurf an andere?

____

____

2. Fühlen Sie sich wegen irgendeiner Ihrer Verhaltensweisen oder Entscheidungen aus der Vergangenheit schuldig?

____

____

3. Welchen Einfluss hat Ihr Schuldgefühl oder Ihr Ärger auf Ihre Gesundheit?

____

____

4. Welchen Einfluss hat Ihre Gesundheit auf Ihren emotionalen Zustand?

____

____

5. Wenn Sie in der Zeit zurückgehen könnten, mit welcher bedeutenden Stresssituation würden Sie anders umgehen?

____

____

Schritte, um Ihre Emotionen positiv zu beeinflussen

1. Lesen Sie noch einmal, was Sie in dieser Übung notiert haben. Erkennen Sie, dass manche Ihrer Emotionen sich auf Wiederholungen bruchstückhafter Ideen ohne offensichtliche Lösungen begründen. Manche Themen haben die Tendenz, sich immer und immer wieder zu wiederholen.

2. Unterstreichen Sie alle sich wiederholenden Antworten.

3. Schließen Sie Ihre Augen und reflektieren Sie die Probleme und die wiederkehrenden Themen, die Sie erkannt haben. Führen Sie ein Selbstgespräch und fragen Sie sich, welche Ideen Sie bekräftigen. Fragen Sie sich selbst, warum Sie für gewöhnlich diesen bestimmten Gedanken haben. Beim Reflektieren der Verwendung des Satzes „Ich habe immer Probleme in meinen Beziehungen" z.B. sind Sie sich vielleicht nicht sicher, ob dieser Gedanke aus vergangenen Ereignissen resultiert oder ob Ihre Erfahrung in erster Linie durch Ihre negativen Gedanken beeinflusst wurde.

4. Der erste Schritt ist also, diese selbstbegrenzenden Reaktionen zu identifizieren. Nun müssen Sie aktiv daran arbeiten, sie zu verändern oder zu eliminieren.

5. Identifizieren Sie das, was in Ihnen gewohnheitsmäßig negative Emotionen auslöst. Wer oder was verstärkt Ihre negativen Gedanken und Emotionen über Ereignisse? Wie können Sie sie verändern? Schreiben Sie Ihre gesünderen Antworten nachstehend nieder:

Modifizierte emotionale Reaktionen

1. Wie können Sie positiver mit Ihrem ungelösten Ärger umgehen?

____

____

2. Wie können Sie positiver mit Ihren Gefühlen und Gedanken umgehen, die zu Ihrem Zustand oder Ihrer Krankheit beigetragen haben?

____

____

3. Wie können Sie positiver mit Ihren Schuldgefühlen oder Vorwürfen im Hinblick auf irgendwelche Themen umgehen, die zu Ihrer Krankheit beigetragen haben könnten?

____

____

4. Wie können Sie positiver mit der Beziehung zwischen Ihrem Gesundheitszustand und Ihrem emotionalen Zustand umgehen?

____

____

Üben Sie ermächtigende Affirmationen

Sagt euch zuerst, was ihr sein möchtet;
und dann tut, was ihr tun müsst.

EPIKTET

Affirmationen sind kurze Erklärungen der Wahrheit, die Sie laut zu sich sagen sollten, um Ihre Intention zu verstärken. Reflektieren Sie, wie Sie Ihre gewohnheitsmäßig negativen Selbstgespräche verändern können. Beispielsweise lässt der Satz „Ich habe *immer* Probleme in meinen Beziehungen" keinen Raum für Alternativen. Formulieren Sie ihn zu einer positiven Aussage um, wie z. B. *„Ich baue positive Beziehungen mit anderen auf."*

Übung für eine allgemeine Affirmation

Es ist wichtig, sich regelmäßig am Tag eine feste Zeit für Affirmationen zu reservieren. Viele Menschen machen dies gerne am Morgen, wenn sie bekräftigen, wie ihr Tag werden soll. Wenn Sie vor einem Spiegel stehen, stellen Sie sicher, dass Sie sich in die Augen schauen, wenn Sie sich ansprechen, um Ihre Ernsthaftigkeit zu unterstreichen. Glauben Sie an sich und an das, was Sie sich selbst erzählen.

Bringen Sie Ihre Dankbarkeit und Wertschätzung zum Ausdruck, wenn sich ein Aspekt Ihres Lebens durch diese Übungen verbessert.

Fokussieren Sie sich auf die folgenden Worte und sprechen Sie sie voller Gefühl laut aus:

- Ich liebe mich.
- Ich liebe andere und andere lieben mich.

- Ich bin glücklich, so wie ich bin, und mit dem, was ich denke, sage und tue.
- Ich fühle mich wunderbar und bin erfüllt von heilender Energie.
- Heute ist ein fantastischer Tag voll neuer Gelegenheiten.
- Ich bin dankbar für all die wunderbaren Dinge, die in meinem Leben sind.

Diejenigen von Ihnen, die sagen „Ja, sicher, aber ich liebe mich nicht wirklich", üben trotzdem. Nehmen Sie sich vor, damit zu beginnen, sich zu lieben. Vergeben Sie sich selbst und beobachten Sie Ihr Verhalten, wenn Sie beginnen, sich zu verändern.

Übung für eine individuelle Affirmation

1. Gehen Sie noch einmal Ihre Antworten auf Ihre veränderten emotionalen Reaktionen im vorhergehenden Kapitel über „Emotionen" durch.
2. Formulieren Sie Ihre eigenen Affirmationen aus Ihren ganz speziellen emotionalen Herausforderungen heraus.
3. Nehmen Sie sich eine bestimmte Zeit am Tag, um die Affirmationen durchzuführen.
4. Verwenden Sie Ihre eigenen Formulierungen für Ihre individuellen Affirmationen.
5. Schauen Sie in den Spiegel und nehmen Sie mit sich Augenkontakt auf.
6. Fokussieren Sie sich auf die Worte, wenn Sie sie laut und voller Gefühl und Leidenschaft aussprechen.

Frage zur veränderten emotionalen Reaktion (siehe das vorherige Kapitel „Emotionen“)	**Antwort auf die Frage**	**Affirmation**
Beispiel: Wie können Sie positiver mit Ihrem ungelösten Ärger umgehen?	**Beispiel:** Ich habe das Gefühl, dass meine schwierige Scheidung die Quelle meines Ärgers ist. Ich werde mich auf positive Ereignisse in meinem Leben fokussieren z. B. den Schulabschluss meines Kindes.	**Beispiel:** Ich habe eine unglaubliche innere Stärke und Kraft in mir.
Wie können Sie positiver mit Ihrem ungelösten Ärger umgehen?		
Wie können Sie positiver mit Ihren Gefühlen und Emotionen umgehen, die zu diesem Zustand oder zu dieser Krankheit geführt haben?		
Wie können Sie positiver mit Ihren Schuldgefühlen oder Vorwürfen umgehen im Hinblick auf irgendein Thema, das zu Ihrer Krankheit beigetragen hat?		
Wie können Sie positiver mit der Beziehung zwischen Ihrem Gesundheitszustand und Ihrem emotionalen Zustand umgehen?		
Wie können Sie positiver mit Ihren Gefühlen zu stressbeladenen Ereignissen in Ihrer Vergangenheit umgehen?		

Formulieren Sie Ihre eigene individuelle Affirmationstafel

Dies sind Ihre eigenen, einzigartigen Themen. Denken Sie daran, *Sie* kennen *sich* besser als irgendjemand anders.

Ihre eigene emotionale Frage	Antwort auf die Frage	Affirmation

Heilung durch Vergebung

Vergebung bedeutet,
einen Gefangenen freizulassen
und zu entdecken,
dass man selbst der Gefangene war.

LEWIS SMEDES

Vergebung ist ein wesentlicher Bestandteil zur Klärung negativer Emotionen. Wenn man anderen vergibt, muss man auch sich selbst vergeben. Als der Vergebende ermächtigen Sie sich selbst, die Vergangenheit loszulassen. Vergebung erlaubt es Ihnen, in Freiheit im Augenblick zu leben.

An Menschen, die Sie beleidigt haben, nicht mehr zu denken oder Ihren Ärger ihnen gegenüber zu unterdrücken, befreit Sie nicht effektiv von dem Thema. Ich kannte jemanden, der aus allen Fotografien das Gesicht der Personen herausschnitt, die er nicht sehen wollte. Das war eine interessante Collage von Familienfotos!

Tatsächlich *betonte* das noch die Fehlenden, anstatt sie zu eliminieren. Durch ihr Weglassen wurden sie noch offensichtlicher.

Wer sind die Hauptpersonen in Ihrer persönlichen Geschichte? Denken Sie an Menschen aus Ihrer Vergangenheit, von denen Sie sich physisch oder emotional verletzt gefühlt haben. Fragen Sie sich selbst, ob Sie ihnen gegenüber immer noch böses Blut hegen.

Vergebung ist der erste Schritt zur Heilung.

MARK TWAIN

Die folgenden Fragen werden Ihnen dabei helfen, sich ganz ehrlich Ihre persönliche Geschichte anzuschauen und wie Sie zu dem/der wurden, der/die Sie heute sind.

1. Wer sind die Menschen, die Ihnen Ihr Wachstum und Ihre Entwicklung erschwert haben?

____

____

2. Welche Umstände – schicksalhaft oder selbst gewählt – scheinen Ihr persönliches Wachstum blockiert zu haben?

____

____

3. Welche Menschen oder Gruppen von Menschen sind gegenwärtig in Ihrem Leben, die Ihr Leben leichter machen würden, wenn sie sich anders verhielten?

____

____

4. Hat sich Ihre Geschichte verändert, da Sie sich mit der Zeit verändert haben? Wenn ja, wie?

____

____

5. Wie sehen Sie Ihre Geschichte sich von jetzt ab verändern, wenn Sie Ihre Perspektive verändern?

6. Gehen Sie zurück und betrachten Sie sich die Menschen oder Ereignisse, die Sie aufgelistet haben und die einen Einfluss auf Sie hatten, und versuchen Sie, eine andere Einstellung dazu einzunehmen. Verstehen Sie nun z. B. besser, was die Person dazu brachte, sich so zu verhalten, wie sie es tat?

7. Können Sie mehr Mitgefühl dafür empfinden, wie Sie zu jener Zeit reagiert haben aufgrund der Person, die Sie damals waren?

8. Schreiben Sie alle veränderten Versionen Ihrer Geschichte auf und was Sie immer sich selbst und anderen erzählt haben.

Die folgende Tabelle wird Ihnen die speziellen Menschen ins Gewahrsein bringen, denen Sie vergeben sollten, um mit Ihrer eigenen Heilung voranzukommen. Füllen Sie diese Liste mit Ihrer ehrlichsten Erinnerung an Ereignisse und Ihre damit verbundenen Reaktionen und Gefühle. Projizieren Sie Liebe und Vergebung in Ihre neuen Reaktionen. An Stress und Ärger festzuhalten, blockiert Ihren Energiefluss.

Tabelle für die Vergebung anderer

Erinnern Sie sich an die Szene	**Ihre erste Reaktion**	**Gefühle zu Ihrer Reaktion**	**Vergebungs-reaktion**
Beispiel: Ehekonflikt, der zur Scheidung führte.	**Beispiel:** Ärger, Entrüstung und Verwirrung.	**Beispiel:** Ich wünschte, ich hätte anders reagiert.	**Beispiel:** Ich sende ihm/ihr Liebe und wünsche ihm/ihr das Beste für die Zukunft.

Vergebungsvisualisierung

Aufgrund bestimmter Umstände kann es schwierig sein, Ihre Vergebung persönlich zum Ausdruck zu bringen. Erinnern Sie sich, dass Vergebung auch auf der Ebene des Geistes stattfinden kann.

- Stellen Sie sich vor, Sie führen mit der Person, von der Sie sich ungerecht behandelt gefühlt haben, ein Gespräch von Angesicht zu Angesicht.
- Visualisieren Sie Ihre Konversation in einer zwanglosen und angenehmen Umgebung, die es Ihnen erlaubt, sich beim Überbringen der Botschaft der Vergebung in Ihrer Komfortzone aufzuhalten
- Machen Sie diese Botschaft so aussagekräftig wie möglich, und bringen Sie zum Ausdruck, wie Sie sich fühlten, als dies geschah, und warum.
- Erklären Sie, wie Ihnen das damals wehgetan hat und wie Sie ihm/ihr nun vergeben und diese Energie loslassen.
- Wissen Sie in Ihrem Geist und in Ihrem Herzen, dass es von nun an und in Zukunft anders sein wird.
- Mit Übung wird diese Visualisierung einfacher und Sie werden sich leichter fühlen, wenn Sie Ihre emotionale Last buchstäblich abladen. Befreien Sie sich von einer Last durch den Akt der Vergebung.
- Formulieren Sie Ihre eigene positive Affirmation aus dieser Erfahrung der Vergebung.
- Fokussieren Sie sich ganz bewusst darauf, zu lernen, Ihrem weisen, intuitiven Selbst zu vertrauen.
- Erlauben Sie sich selbst, die andere Person und sich selbst zu lieben.

- Wenn Sie sich in Vergebung üben, werden Sie mit der Zeit feststellen, dass sie aufrichtiger und tiefer empfunden wird.

Sich selbst vergeben

Die meisten von uns sind ihre eigenen schärfsten Kritiker. In jedem von uns gibt es eine kritische innere Stimme, die unsere Gedanken und unsere Verhaltensmuster beeinflusst. Bei vielen von uns spricht diese Stimme ganz automatisch und wir folgen ihrem Ruf ohne Widerspruch. Sie bekräftigt das, was wir zuvor bereits gedacht haben, einfach dadurch, dass sie diese Gedanken immer und immer wiederholt.

Alle Ihre guten und schlechten Erfahrungen, alle Erinnerungen und deren emotionaler Einfluss wurden von Ihrem Unterbewusstsein ganz ordentlich aufgezeichnet. Oft sind die darunter liegenden, sich wiederholenden Themen: Schuld und Vorwurf, das Unrecht, das Sie anderen getan haben, und das Unrecht, das man Ihnen zugefügt hat. Wenn dies der Fall ist, haben Sie nicht endlich genug davon, diesen negativen Ballast mit sich herumzuschleppen?

In diesem Abschnitt werden Sie lernen, auf das zu hören, was Ihre innere Stimme automatisch zu Ihnen sagt. Sie haben dann die Wahl, Ihre Wahrnehmung von sich selbst (von Ihrer Geschichte) zu verändern, indem Sie die Lektionen, die Sie gelernt haben, erkennen und indem Sie sich bewusster geworden sind, wie Sie dadurch ein besserer Mensch werden können.

Hier nun drei Übungen, die Ihnen bei Ihrer Arbeit zur Selbstvergebung helfen können:

1. Tabelle zur Selbstvergebung
2. Visualisierung, um sich selbst zu vergeben
3. Übung zur Selbstvergebung

Füllen Sie die folgende Tabelle mit Ihren ehrlichsten Erinnerungen an Ereignisse aus, mit Ihren Reaktionen und Gefühlen. Projizieren Sie Liebe und Vergebung zu sich selbst als Teil Ihrer neuen Reaktion.

1. Tabelle zur Selbstvergebung

Erinnern Sie sich an die Szene	**Ihre erste Reaktion**	**Gefühle zu Ihrer Reaktion**	**Reaktion zur Selbstvergebung**
Beispiel: Ich hatte mit jemandem Streit, den ich liebe.	**Beispiel:** Ärger	**Beispiel:** Ich wollte, ich wäre rationaler und ruhiger gewesen.	**Beispiel:** Ich vergebe mir selbst dafür, ärgerlich und irrational gewesen zu sein. Ich bin eine ruhige und rationale Person, die danach strebt, Gemeinsamkeiten zu finden und keine Unterschiede.

2. Visualisierung, um sich selbst zu vergeben

1. Stellen Sie sich vor, Sie führen ein persönliches Gespräch mit der Person, bei der Sie das Gefühl haben, ihr Unrecht getan zu haben.
2. Bitten Sie sie um Vergebung.
3. Erklären Sie, wie Sie das in der Vergangenheit auch verletzt hat und wie Sie sich selbst nun vergeben und diese Energie loslassen.
4. Formulieren Sie Ihre eigene positive Affirmation aus dieser Erfahrung der Selbstvergebung.
5. Erlauben Sie sich, sich selbst zu lieben.

3. Übung zur Selbstvergebung

1. Stellen Sie sich eine Person vor, die Sie bewundern und respektieren (z. B. einen Freund oder Arbeitskollegen).
2. Erforschen Sie Ihre Gedanken, Bilder und Gefühle der Bewunderung. Warum bewundern und respektieren Sie diese Person?
3. Projizieren Sie diese Gefühle auf sich selbst. Wenn diese Person normalerweise geduldig mit anderen ist, sehen Sie sich selbst voller Geduld.
4. Ehren Sie sich in diesem Prozess, während Sie diese Qualitäten nachahmen.
5. Üben Sie sich in dieser Gewohnheit, während Sie sich selbst gegenüber Respekt und Vertrauen aufbauen.

Kurz gesagt lernen Sie aus Ihren vergangenen Erfahrungen und erkennen Sie dabei, dass die Vergangenheit keine Rolle mehr spielt. Lassen Sie sie los.

Leben Sie befreit in der Gegenwart.

Üben Sie die achtsame Atmung

Atem ist Geist. Atmen ist Leben.

UNBEKANNT

Die Atmung ist für all Ihre Zellen und Ihr gesamtes Energiesystem von wesentlicher Bedeutung. Durch Aufmerksamkeit und Intention wird das Atmen dieser unverzichtbaren Lebensenergie effektiver. Wir alle müssen atmen, um zu überleben, und dennoch sind sich viele Menschen nicht bewusst, dass sie nur oberflächlich atmen und gerade so viel, um zu funktionieren. Es ist wichtig, während der Übungen in diesem Buch tief ein- und auszuatmen, um deren Wirkung zu verstärken.

Die Zwerchfellatmung ist eine tiefe Atmung. Das Zwerchfell, das sich an der Lungenspitze befindet, ist der Hauptmuskel für die Atmung. Durch die Zwerchfellatmung gelangt ein Höchstmaß an Sauerstoff in jede Zelle und dies reduziert wiederum Stress. Daher ist es gut, „einen tiefen Atemzug zu nehmen", wenn man verärgert ist. Üben Sie die folgenden Techniken der Zwerchfellatmung:

Techniken der Zwerchfellatmung (kann in Verbindung mit allen Visualisierungen eingesetzt werden)

1. Legen Sie sich auf einer flachen Unterlage, wie z. B. Trainingsmatte oder Bett, auf Ihren Rücken. Unterstützen Sie Ihren Kopf mit einem Kissen und legen Sie ein Kissen unter Ihre

Knie zur Unterstützung. Wenn Ihnen das schwerfällt, setzen Sie sich bequem in aufrechter Position auf einen Stuhl.

2. Legen Sie eine Hand auf Ihren oberen Brustbereich und die andere auf Ihren Bauch, direkt unterhalb Ihrer Rippen. Beim Atmen können Sie Ihr Zwerchfell spüren.

3. Entspannen Sie sich und atmen Sie langsam durch Ihre Nase ein und halten Sie Ihre obere Hand so still wie möglich.

4. Machen Sie eine kleine Pause: Indem Sie dann Ihre Bauchmuskulatur anspannen, atmen Sie kräftig durch Ihren Mund aus, ohne die Hand auf Ihrer Brust zu bewegen. Vor Ihrem geistigen Auge lassen Sie mit Ihrem Atem alles hinausströmen, was Sie nicht in Ihrem Körper benötigen oder möchten. Befreien Sie auf diese Weise Ihren Körper von allen emotionalen Blockaden und Problemen.

5. Die Zeitdauer für diese Atmung ist bei jedem Menschen unterschiedlich. Ich empfehle, für die Übung ein Muster zu entwickeln oder eine Zahlenfolge, indem Sie die Schritte zählen, während Sie sich auf Ihren Atem fokussieren. Ich verwende z. B. das, was ich die 3-2-5-Methode nenne.

   - Atmen Sie 3 Sekunden lang ein (füllen Sie Ihre Lungen)
   - Halten Sie Ihren Atem für 2 Sekunden an
   - Atmen Sie 5 Sekunden lang aus
   - Finden Sie ein Muster oder eine Zahlenfolge, die Ihnen angenehm ist, denn jeder hat eine andere Lungenkapazität.

6. Wiederholen Sie dies einige Male, bis Sie sich vollkommen entspannt fühlen; bis zu 10 Minuten lang.

Übung zur Zwerchfellatmung:

Atmung im Liegen

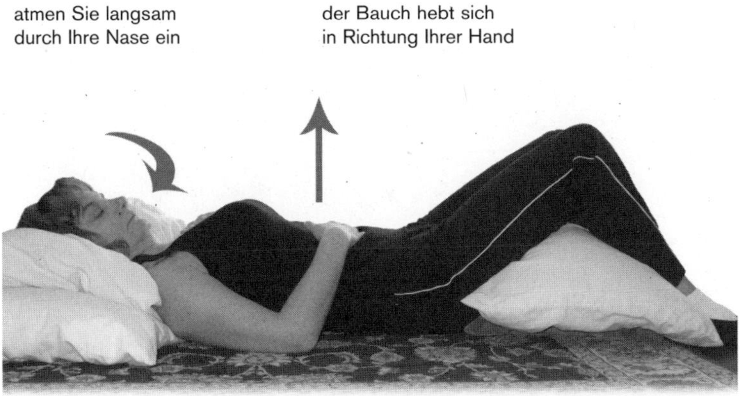

Ihr Ziel ist es, Ihren Körper mit mehr Sauerstoff zu versorgen.

- *Sehen* Sie sich selbst, wie Sie entspannt sind und rhythmisch atmen
- *Fühlen* Sie, wie Ihr Atem langsam fließt und dennoch voller Energie ist
- *Hören* Sie das rhythmische Geräusch des Ein- und Ausatmens
- *Wissen* Sie, dass Sauerstoff zu jeder Zelle Ihres Körpers gelangt.
- *Lassen Sie es Wirklichkeit werden.*

Alternative Übung zur Zwerchfellatmung:

Die gleiche Übung zur Zwerchfellatmung kann auch im Sitzen in aufrechter Position auf einem Stuhl durchgeführt werden.

Im Sitzen atmen

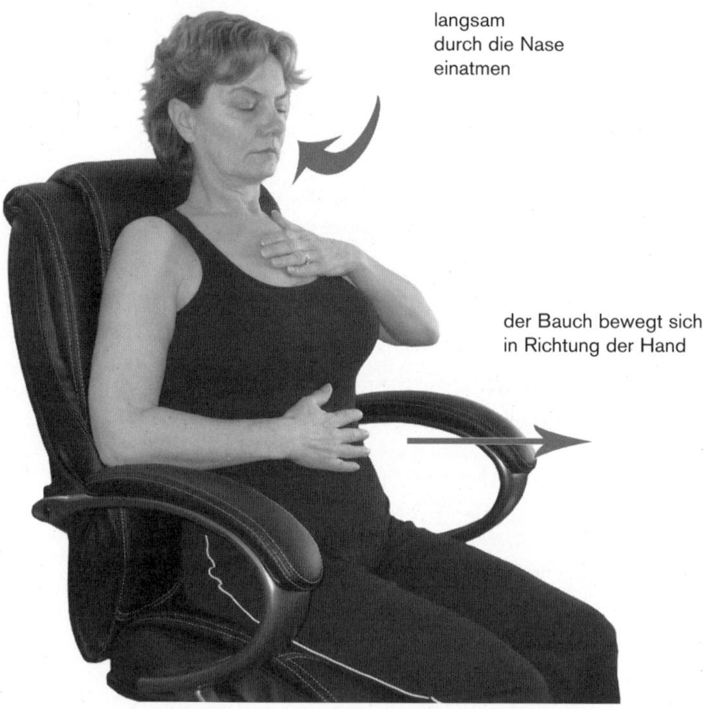

Durch Übung wird diese Technik einfach und mühelos. Stellen Sie sich dabei vor, dass Sie Ihren Körper, Ihren Geist und Ihre Seele mit allem versorgen, was Sie brauchen, um sich wohlzufühlen.

Meditieren Sie

Wenn sich ein Mensch in aller Stille hinsetzt
und auf dieLehrer seines Geistes hört,
dann gelangt viel Wissen und Verstehen zu ihm.

CHIEF DAN GEORGE

Meditation bedeutet, den Geist zu beruhigen, sie ist die Stille des Geistes. Das Ziel besteht darin, die Aufmerksamkeit von Ihren bewussten gewohnheitsmäßigen Gedanken hin zu Ihrem Unterbewusstsein zu lenken, um auf Ihr weises inneres Selbst hören zu können.

Gewohnheitsmäßiges Geplapper in Ihrem Kopf übertönt Ihre weise innere Stimme. In der Stille zu sein bedeutet, diesem Geplapper Ihre Aufmerksamkeit zu entziehen. Sie können zu einem wertungsfreien Beobachter Ihrer eigenen Gedanken werden, so als würden Sie sie aus der Ferne betrachten. Ihr absichtsvoller Fokus und eine tiefe Atmung werden Sie entspannen und Ihnen dabei helfen, einen Zustand erhöhten Gewahrseins zu erlangen.

Dieser Zustand des erhöhten Gewahrseins ermöglicht eine Verbindung zu Ihrem Unterbewusstsein. Ihre Intention, „eine neue Vision des Selbst“ zu sehen, programmiert in der Tat Ihr Unterbewusstsein um, da in diesem Zustand Ihre Verbindung zum Informationsfeld verstärkt wird.

Vorbereitung auf die Meditation

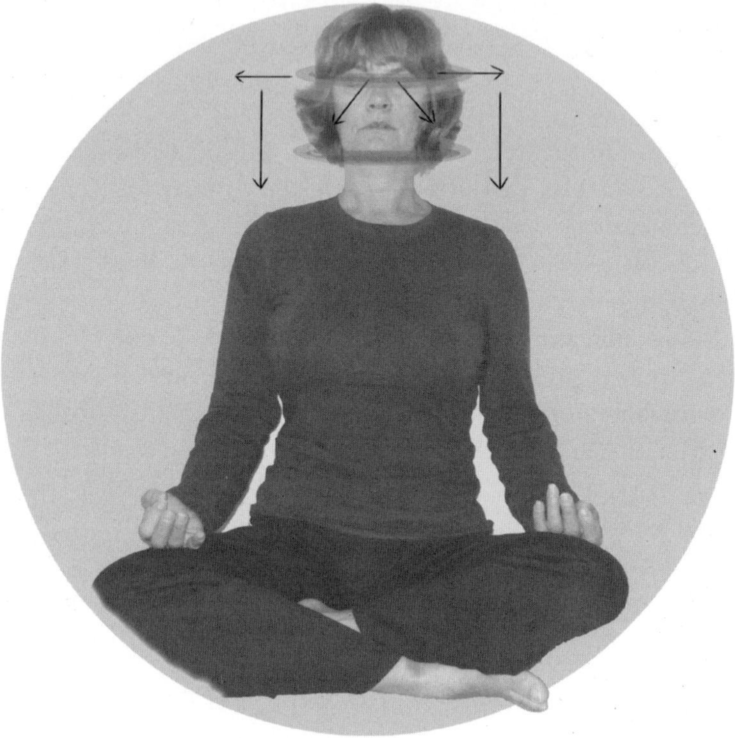

- Konzentrische Kreise aus Energie strömen vom Zentrum Ihres Körpers nach außen und nach unten.

- Jeder Muskel Ihres Körpers entspannt sich.

1. Meditieren Sie täglich. Manche Menschen meditieren lieber morgens, andere lieber am Abend. Finden Sie heraus, welche Tageszeit Ihnen am angenehmsten ist.

2. Suchen Sie sich einen ruhigen Ort, an dem Sie sich wohlfühlen. Seien Sie in Ihrer Komfortzone. Stellen Sie sicher, dass dort keine tickenden Uhren, bellende Hunde oder andere Ablenkungen sind. Wenn Sie mehr Erfahrung mit dem Meditieren haben, werden Sie in der Lage sein, sich nicht mehr von diesen Ablenkungen stören zu lassen.

3. Atmen Sie 3-mal per Zwerchfellatmung langsam so tief wie möglich ein, dann atmen Sie langsam und vollständig wieder aus. Sehen Sie, wie sich Ihr ganzer Körper entspannt (3-2-5-Methode).

4. Stellen Sie sich konzentrische Kreise aus Energie vor, die von Ihrem Oberkopf aus eine sanfte Vibration ausströmen oder sich in Wellen vom Zentrum Ihres Körpers nach außen bewegen, beginnend an der Spitze Ihres Kopfes bis hinunter zu Ihren Zehen. Machen Sie dies so lange, bis jede Zelle Ihres Körpers entspannt ist. Dann stellen Sie sich vor, wie diese Energie sich von Ihren Zehen hinaufbewegt zu Ihrem Kopf und darüber hinaus.

4. In diesem entspannten Zustand hat sich Ihre Atmung verlangsamt.

6. Sie bestimmen die Dauer Ihrer Meditation. Experimentieren Sie damit und tun Sie das, womit Sie sich am meisten in Resonanz oder womit Sie sich am wohlsten fühlen.

7. Sobald Sie in diesem meditativen Zustand sind, *seien Sie sich bewusst,* dass sich alles in Ihrem Leben verbessert. Genießen Sie dieses Gefühl.

Eine Meditationsübung

1. Entlassen Sie alle Gedanken aus Ihrem Gewahrsein (verlagern Sie Ihren Fokus)
2. In diesem Zustand summen Sie leise und gleichmäßig.
3. Fühlen Sie, wie Sie sich über Ihr physisches Selbst erheben
4. Fokussieren Sie sich darauf, sich emporzuheben durch die Zimmerdecke hindurch, durch das Hausdach, die Wolken, den Himmel, die Sterne und verbinden Sie sich mit mehr Energie, während Sie durch ein Netz aus Energie weiter aufsteigen.
5. Gleichzeitig mit Ihrem Aufstieg summen Sie allmählich immer lauter und synchronisieren Sie den Ton mit Ihrem Aufstieg. Es geht immer noch eine Oktave höher, auch wenn dies jenseits der hörbaren Frequenz ist.
6. Stellen Sie sich vor, wie all Ihre Zellen zu Ihrem Summen schwingen, so als wären Sie die Saite einer Gitarre, die mit der gleichen einheitlichen Frequenz in Resonanz ist. Lassen Sie alle Zellen im Einklang miteinander schwingen.

Wenn sich während der Meditation Ihr Geist in vollkommener Ruhe befindet, stellen Sie sich selbst eine Frage. Bitten Sie um Führung bei irgendeinem Thema oder einem Problem. Sie werden von allen Verbindungen in Ihrem Inneren Unterstützung erhalten. Dazu gehört auch Ihre Verbindung zu dem Energiefeld aller Informationen. Man nennt dies *Intuition.*

Intuition ist Ihr persönliches inneres Leitsystem und Ihre Intentionen sind die Kontrollinstanzen. Sie kontrollieren letztendlich Ihre Beziehung zu Ihrem vergangenen, gegenwärtigen und zukünftigen Selbst sowie zu allen anderen Menschen und zu den bestehenden und noch entstehenden Verbindungen. Meditation ermöglicht es Ihnen, Ihr intuitives Selbst zu entdecken.

Ernähren Sie sich gesünder

Für richtige Ernährung
und Sport gibt es kein
Ich fange morgen damit an.

V.L. ALLINEARE

Gesunde Ernährung ist eine starke Kraft zur Heilung Ihres Körpers und Ihres Geistes. Essen Sie so wenig Junkfood wie möglich. Stellen Sie immer Früchte und Gemüse bereit, um sich einfach zu bedienen. Trinken Sie viel Wasser, am besten gefiltert. Achten Sie darauf, welche Nahrung Ihnen gut bekommt, nachdem Sie sie gegessen haben. Um einen dauerhaften Erfolg bei Ernährungsproblemen zu erzielen, ist es von wesentlicher Bedeutung, mit dem Essen aufzuhören, bevor man satt ist. Wenn Sie Ihre Nahrung verbessern, registriert Ihr Unterbewusstsein Ihre Absicht, ernsthaft an Veränderungen interessiert zu sein.

Tabelle zu Ernährungsfragen

Ernährungsfragen	Ihre Antwort	Ihre Affirmation
Wie können Sie Ihre Ernährung verbessern?	Ich kann mehr Obst und mehr Gemüse essen.	Ich genieße es, mehrmals am Tag Obst und Gemüse zu essen.
Neigen Sie dazu, mehr zu essen, als Ihr Körper benötigt?	Es fällt mir schwer, meinen Teller nicht leer zu essen, auch wenn ich satt bin.	Ich gebe kleinere Portionen auf meinen Teller.
Gibt es Nahrungsmittel, die Sie verzehren, aber nicht benötigen?	Es fällt mir schwer, auf Süßigkeiten zu verzichten.	Ich genieße ein Stück Obst als Dessert.
Glauben Sie, dass Sie Ihr Abendessen zu spät am Abend zu sich nehmen?	Ich esse für gewöhnlich spät zu Abend, habe dann aber das Gefühl, das Essen liegt mir schwer im Magen.	Ich genieße es, früh zu Abend zu essen, damit ich besser schlafen kann.

Formulieren Sie Ihre eigenen Fragen ganz nach Belieben. Sie können auch gerne eine der oben erwähnten Antworten oder Affirmationen verwenden.

Ihre Tabelle zu Ernährungsfragen

Fragen zur Ernährung	Ihre Antwort	Ihre Affirmation

Verpflichten Sie sich, Sport zu treiben

Bewegung ist eine Medizin, um Veränderungen im physischen, emotionalen und mentalen Zustand eines Menschen zu bewirken.

CAROL WELCH

Sport ist ein wesentlicher Faktor, um Ihr Immunsystem zur Heilung anzuregen. Es ist wunderbar, wenn es Ihr Ziel ist, an einem Marathon teilzunehmen, aber auch ein halbstündiger Spaziergang (oder zwei 15-minütige Spaziergänge) wird Sie sowohl physisch als auch mental neu beleben. Tun Sie das, wozu Sie in der Lage sind. Erkennen Sie, was Sie maximal leisten können und steigern Sie dies allmählich. Wenn Ihnen jegliche Bewegung unmöglich ist, dann wird Ihnen eine Visualisierung einer sportlichen Betätigung helfen. Sie werden eine Visualisierung Ihrer sportlichen Betätigung erstellen können, nachdem Sie den Abschnitt über *Visualisierungen* später in diesem Buch gelesen haben.

Beispiel einer Tabelle
mit Fragen zu Ihren sportlichen Aktivitäten

Fragen über sportliche Aktivitäten	**Ihre Antwort**	**Ihre Affirmation**
Treiben Sie regelmäßig Sport?	Ich habe keine Zeit, Sport zu treiben.	Ich genieße es, um den Block zu laufen, und fühle mich gestärkt.
Treiben Sie regelmäßig Sport?	Es geht mir nicht gut genug, um meine Energie mit Sport zu vergeuden.	Ich genieße meine sportliche Betätigung und darüber hinaus meine Visualisierungen.
Achten Sie auf Ihre Atmung, wenn Sie Sport treiben?	Ich denke einfach nicht daran, wenn ich Sport treibe.	Ich fühle mich mit neuer Energie versorgt, wenn ich Sport treibe, und achte auf meinen Atem.

Ihre Tabelle mit Fragen zu Ihren sportlichen Aktivitäten

Fragen über sportliche Aktivitäten	Ihre Antwort	Ihre Affirmation

Erschaffen Sie hilfreiche Gewohnheiten

Gute Gewohnheiten
entstammen dem Widerstand
Versuchungen gegenüber.

ALTES SPRICHWORT

Gewohnheiten haben physische, chemische und emotionale Komponenten. Nutzlose Gewohnheiten können durchbrochen werden und Ihre mentale Software kann zu Ihrem Vorteil umprogrammiert werden. Beginnen Sie, indem Sie die Auslöser identifizieren, damit Sie das Verhalten an seiner Wurzel verändern können. Wenn Stress beispielsweise bei Ihnen das Verlangen nach einer Zigarette auslöst, suchen Sie nach Möglichkeiten, um Ihre gewöhnliche Kettenreaktion zu unterbrechen. Finden Sie heraus, was Sie auf natürlichem Wege tun können, um den Stress abzubauen. Halten Sie sich stattdessen etwas anderes als Zigaretten griffbereit wie z. B. Karottensticks oder Kaugummi.

Das Gleiche gilt für jede andere Gewohnheit wie z. B. zu viel Alkohol zu trinken oder zu viel zu essen. Erkennen Sie die Auslöser und suchen Sie nach einem Ersatz, um sich gut zu fühlen. Exzessiver Stress und schlechte Lebensgewohnheiten können sehr tief verwurzelt sein. Nahezu alle nutzlosen Gewohnheiten haben sowohl emotionale als auch physische Komponenten. Ihr Ziel sollte es sein, ein emotionales Gleichgewicht zu erlangen und aufrechtzuerhalten, indem Sie Ihre Reaktionen verändern und gute Gewohnheiten erschaffen.

Tabelle mit Fragen zu Ihren Gewohnheiten

Fragen zu Ihren Gewohnheiten	**Ihre Antwort**	**Ihre Affirmation**
Rauchen Sie?	Rauchen entspannt mich.	Ich genieße es, rauchfreie Luft zu atmen.
Trinken Sie zu viel?	Normalerweise trinke ich ein paar Drinks nach der Arbeit, um mich zu entspannen, doch es werden meistens etliche mehr.	Ich genieße die Zeit mit meiner Familie, wenn ich nüchtern bin.
Sind Sie selbstkritisch?	In Unterhaltungen mit anderen setze ich mich immer herab.	Ich genieße das Gefühl von Selbstvertrauen, wenn ich mich in meiner Haut wohlfühle, und bringe dies anderen gegenüber zum Ausdruck.
Trinken Sie viel Limonade (Soda)?	Sie ist billig und jederzeit in vielen Geschäften zu bekommen.	Ich genieße es, gefiltertes Wasser zu trinken mit einem Stückchen Zitrone, denn das erfrischt mich.
Nehmen Sie eine Menge künstliche Süßstoffe zu sich?	Künstliche Süßstoffe lassen sich nur schwer vermeiden, denn sie sind in den meisten Getränken, Backwaren, Kaugummis und Süßigkeiten enthalten.	Ich bemühe mich ganz bewusst, immer die Aufkleber zu lesen, wenn ich Produkte kaufe, die künstliche Süßstoffe beinhalten könnten, damit ich eine auf Informationen basierende Wahl treffen kann.
Haben Sie das Gefühl, Ihr Handy über Gebühr zu benutzen?	Es ist so angenehm und immer griffbereit.	Ich verwende Festnetztelefone und SMS, um lange Unterhaltungen mit dem Handy am Ohr zu vermeiden.

Formulieren Sie ganz nach Belieben Ihre eigenen Fragen. Sie können auch gerne eine der oben aufgeführten Antworten und Affirmationen verwenden.

Tabelle mit Fragen zu Ihren Gewohnheiten

Fragen zu Ihren Gewohnheiten	**Ihre Antwort**	**Ihre Affirmation**

Erstellen Sie ein Schaubild mit Ihren Intentionen (Erwartungen)

Was auch immer wir
voller Vertrauen erwarten,
wird zu unserer eigenen
sich selbst erfüllenden Prophezeiung.

BRIAN TRACY

Erwartungen spielen eine wichtige Rolle bei der Erschaffung Ihrer Realität. Bei gesundheitlichen Problemen ist die Erwartung, wieder gesund zu werden, ein riesiger Schritt in Richtung Genesung. Wenn Sie ein positives Resultat erwarten, dann senden Sie diese heilende Intention zu sich selbst und über Sie hinaus, da Sie alles dafür Erforderliche in Bewegung gesetzt haben, um diese Realität zu manifestieren.

Projizieren Sie Ihre zukünftigen Erwartungen, indem Sie eine Tabelle Ihrer Intentionen erstellen. Dies hilft Ihnen, Ihre Heilung mittels Intentionen zu aktivieren.

Erstellen Sie eine Liste der Aktivitäten, die Ihnen in der Vergangenheit Spaß gemacht haben, der Dinge, die Sie jetzt tun, um Spaß zu haben, und was Sie in Zukunft tun möchten. Suchen Sie Fotos dieser Aktivitäten und beginnen Sie, diese zu sammeln. Wenn es Fotos von Ihnen selbst sind, dann sind alle diese Bilder in Ihrer Erinnerung abgespeichert. Erinnern Sie sich an den Anblick, den Klang, das Geräusch, den Geruch, den Geschmack und das Gefühl bei diesen Aktivitäten. Machen Sie sich mit Ihrer Erinnerung und Ihren damit verbundenen Emotionen vertraut. Was empfinden Sie bei diesen Fotos? Projizieren Sie nun voller Vertrauen Ihr vergangenes Wohlbefinden und Ihre Leidenschaft für die Aktivitäten, die Sie lieben, in zukünftige Ereignisse und sehen Sie ihnen voller Freude entgegen.

Erstellen Sie ein *Schaubild mit Ihren Intentionen:*

1. Finden Sie Fotos von sich selbst oder von anderen, die Dinge tun, die Sie einmal getan haben oder zu tun beabsichtigen.

2. Kleben Sie Ihr Foto in die Mitte des Schaubildes und umrahmen Sie dieses mit Bildern von Sportarten, Hobbys und sozialen Aktivitäten. Mit Hilfe dieses Schaubildes visualisieren Sie Ihre zukünftigen Aktivitäten oder beabsichtigten Ziele. Einige der Aktivitäten, die Sie zur Erstellung Ihres *Intentionsschaubildes* verwenden können, sind:

   - *Sportarten:*
     Tennis, Radfahren, Schwimmen, Wandern, Laufen etc.

   - *Hobbys:*
     Musik, Kunst, Computer, Gartenarbeit, Kochen etc.

   - *Gesellschaftliche Aktivitäten:*
     Theater, Kino, Partys, Tanzen etc.

   - *Arbeit:*
     Karrieresprung, akademische Beschäftigungen etc.

3. Verwenden Sie Ihr *Intentionsschaubild,* um sich auf das zu fokussieren, was Sie erreichen möchten. Wenn Sie z. B. versuchen, einen Job zu finden, suchen Sie nach Bildern von Szenen, die etwas mit dem Job zu tun haben, den Sie sich wünschen, und kleben Sie diese um Ihr Foto auf dem Schaubild herum. Wenn Sie Ihr Haus verkaufen möchten, machen Sie das zu Ihrem Thema. Wenn neue Beziehungen mit Menschen Ihr Ziel sind, dann erstellen Sie Ihr Schaubild entsprechend.

Im Folgenden ein Beispiel eines *Intentionsschaubildes,* bei dem Gesundheit und körperliche Aktivitäten der Hauptfokus sind.

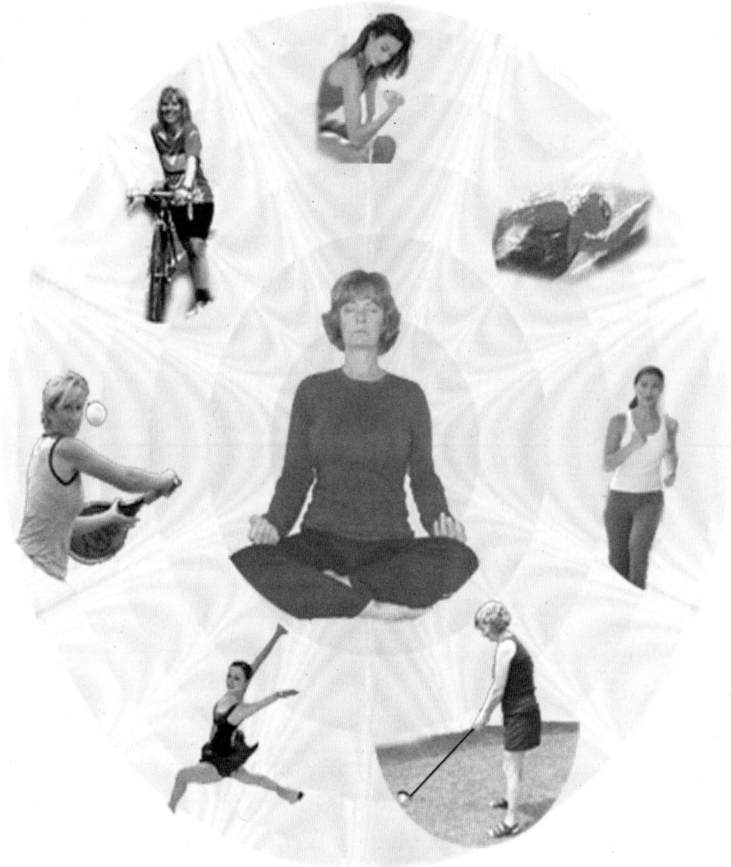

Ihr *Intentionsschaubild* gibt Ihnen eine klare visuelle Darstellung all dessen, was Sie in Ihrer Realität manifestieren möchten. Fokussieren Sie sich auf Themen, Gedanken, Ereignisse oder Situationen, die Sie sich wünschen.

Sie haben diese Intention in Ihren Geist implantiert und Ihr Körper reagiert entsprechend Ihren Anweisungen, indem er eine Kaskade biochemischer Reaktionen auslöst. Sie werden all das anziehen, was in Übereinstimmung mit Ihrer Erwartung ist, denn Sie beeinflussen Ereignisse und Umstände weit über Ihr bewusstes Gewahrsein hinaus. Intention ist eine starke Kraft, die Sie in jedem Aspekt Ihres Lebens zu Ihrem Vorteil einsetzen können. Manifestieren Sie Ihre Realität gemäß Ihren Intentionen.

Stellen Sie sich selbst in Ihrem *Intentionsschaubild* so realistisch wie möglich dar. Tauchen Sie in jeden Aspekt dieser Realität ein – Ihrer neuen Realität.

- *Sehen* Sie sich selbst das tun, was Sie tun möchten – so detailliert wie möglich.
- *Fühlen* Sie, wie wunderbar diese Erfahrung ist.
- *Hören* Sie jede Einzelheit in Ihrem Gewahrsein.
- *Lassen Sie es Wirklichkeit werden.*

Platzieren Sie Ihr Intentionsschaubild an einen Ort,
an dem Sie es oft sehen.

Betrachten Sie es sich vor dem Zubettgehen
und lassen Sie Ihren Traum zu Ihrer Realität werden.

Führen Sie ein Tagebuch

Ziele sind der Treibstoff
im Schmelzofen des Erfolgs.

BRIAN TRACY

Viele Menschen finden es hilfreich, ein Tagebuch zu führen, mit dem sie ihre Fortschritte dokumentieren können. Betrachten Sie es als ein Tagebuch insbesondere für Ihre Heilung. Ein Tagebuch zu führen verstärkt Ihre Ziele, indem Sie sich darauf fokussieren, wo Sie begonnen haben und was Sie ansteuern. Es ist im Grunde genommen eine Straßenkarte Ihrer Reise in Richtung Heilung.

Checkliste

Verwenden Sie die Checkliste auf der folgenden Seite für die erste Woche Ihres Heilungsprozesses. Kopieren Sie sich diese Tabelle zur weiteren Verwendung und halten Sie sie als Referenz griffbereit. Die Checkliste ist ein Werkzeug für Sie, um die unterschiedlichen Aspekte Ihres Heilungsprozesses nachverfolgen zu können. Gehen Sie einfach jeden Tag die Liste durch und haken Sie die Punkte ab, an denen Sie den Tag über gearbeitet haben. Letztendlich wird dies auf natürliche Weise Teil ihres Alltags werden.

Thema	**1. Tag**	**2. Tag**	**3. Tag**	**4. Tag**	**5. Tag**	**6. Tag**	**7. Tag**
Überzeugungen							
Emotionen							
Affirmationen							
Vergebung							
Atmung							
Meditation							
Ernährung							
Sport							
Gewohnheiten							
Intentionsschaubild							
Tagebuch-Update							

Notizen vor dem Schlafengehen und nach dem Aufstehen

Man selbst muss die Veränderung sein,
die man in der Welt sehen möchte.

MAHATMA GANDHI

Während des Schlafes haben wir einen besseren Zugang zu unseren unterbewussten Gedanken. Oft finden wir in Träumen oder in einem halb wachen Zustand Antworten auf Fragen, die uns in unserem Wachzustand verwirrt haben. Eine gute Angewohnheit ist es, einen Notizblock und einen Stift auf Ihrem Nachttisch zu haben. Wenn sich Ihnen in der Nacht ein interessanter Gedanke enthüllt hat, notieren Sie diesen kurz. Wir träumen, um neue Erfahrungen zu klären und sie mit unserer Realität zu vermischen.

Sie wachen manchmal morgens auf und sind überrascht, ein weißes Blatt Papier zu sehen, obwohl Sie sicher sind, dass Sie etwas aufgeschrieben haben. Sie haben vielleicht einfach nur geträumt, etwas aufgeschrieben zu haben, doch das hat Ihre Erinnerung geweckt. Die Dinge, über die Sie sich im Schlaf bewusst sind, enthalten vielleicht hilfreiche Hinweise und Einsichten für den Weg, den Sie einschlagen sollen. Halten Sie diese Notizen als Referenz immer griffbereit. Gelegentlich werden Sie etwas aufschreiben, das in Ihrem Traumzustand vollkommen Sinn macht, doch wenn Sie es am nächsten Morgen lesen, scheint es sinnlos zu sein. Das ist normal. Haben Sie Geduld, denn die Bedeutung davon wird sich Ihnen letztendlich enthüllen.

Zusammenfassung des Arbeitsbuches Teil I

Die Übungen im *Arbeitsbuch Teil I – Eine Grundlage bilden für Visualisierungen* erschaffen eine Neuverdrahtung Ihrer Erinnerung an Ereignisse und Ihre entsprechenden Reaktionen. Betrachten Sie sich Ihre Themen und geben Sie Ihren Energiefluss frei. Werden Sie sich all der Geister Ihrer Vergangenheit ganz bewusst, die Sie mit in Ihre Gegenwart gebracht haben. Verstehen Sie die Auslöser, die dazu geführt haben, dass diese Themen Sie beeinflussen, und verändern Sie Ihre Wahrnehmung ihnen gegenüber. Sehen Sie dann, wie sich das Ereignis positiv verändert hat – wie ein anderes Ende eines Films oder einer DVD. Betrachten Sie dieses Ereignis regelmäßig, solange bis es für Sie realistisch und angenehm ist, und integrieren Sie es dann in Ihr Leben.

Verändern Sie das Muster und verändern Sie Ihre Vergangenheit, Ihre Gegenwart und Ihre Zukunft. Verlernen Sie ein negatives Muster, indem Sie es durch ein positives ersetzen. Ersetzen Sie nutzlose Erinnerungen mit Hilfe bewusster Gedanken, bis dies zu einer Gewohnheit wird und ihr Unterbewusstsein diese Aufgabe übernimmt. Es dauert einige Zeit, bis diese Veränderungen und Ihr Verhalten zu einer Gewohnheit werden, haben Sie also Geduld. Es bilden sich neue neuronale Pfade, die mit Hilfe der Übungen der *Intentionen* hilfreich und angenehm für Sie sind. Beweisen Sie sich, dass Sie sich verändern können.

Belohnen Sie sich für die gute Arbeit, unternehmen Sie etwas, das Sie sich selten gönnen, wie z. B. ins Theater oder ins Kino zu gehen. Die körperliche Stimulierung Ihre angenehmen Reaktionen fördert Ihr Wohlbefinden. Sie werden sich besser fühlen. Wenn Sie positive Veränderungen erwarten, setzt Ihr Körper eine Kaskade biochemischer Substanzen frei, die Ihre neue Realität stärken. *Nun wissen Sie, dass Sie die Kraft für Veränderungen haben!*

Arbeitsbuch Teil II

Einführung in Visualisierungen

Wir sind, was wir denken.
Alles, was wir sind,
entsteht aus unseren Gedanken.
Mit unseren Gedanken
erschaffen wir die Welt.

DER BUDDHA

Die mir am häufigsten gestellte Frage in meinen Workshops lautet: „Welche Visualisierung sollte ich für ein spezielles Leiden durchführen?“ Dieser Teil des Arbeitsbuches enthält Visualisierungen zur Selbstvervollkommnung und für spezielle Leiden. Finden Sie die Visualisierung, die Ihrem Thema am nächsten ist. Zusätzlich dazu werden Sie lernen, Einzelheiten hinzuzufügen, um Ihre eigenen Visualisierungen auf sich selbst anzupassen. Mit der Zeit werden Sie sie verändern wollen, um Ihre fokussierte Aufmerksamkeit und Intention aufrechtzuerhalten. In diesem Teil des Buches zeige ich einfache Techniken und Schritte, um Ihre Visualisierungen anzupassen, damit sie genau auf Sie zugeschnitten und von Ihnen formuliert sind.

Zu Beginn fragen Sie sich: „Welche gesundheitlichen Veränderungen strebe ich an?“ Setzen Sie sich Ziele. Verwenden Sie Ihr Intentionsschaubild, um effektiver zu planen. *Visualisieren*

Sie, wie Sie in optimaler Gesundheit Ihren alltäglichen Aufgaben nachgehen. Erschaffen Sie sich neu und erforschen Sie Ihre neue Realität.

Die Planungsphase, bevor Sie mit der Visualisierung beginnen, mag Ihnen oft unendlich lang erscheinen. Wir haben jedoch alle erlebt, was geschieht, wenn wir diese sorgfältigen Vorbereitungsschritte überspringen. Genau so, wie wir uns unseren ganzen Urlaub damit ruinieren können, wenn wir ohne vorherige Planung irgendwohin reisen. Es ist wichtig, zu erkennen, dass die Vorarbeiten zu dieser Reise genauso wesentlich sind wie die Reise selbst, damit Sie einen lang anhaltenden Nutzen aus Ihren *Intentionen zur Heilung* erreichen können.

Um Ihr inneres Auge für die Visualisierungen vorzubereiten, sollten Sie Ihre Fähigkeit, in Bildern zu denken, schärfen. Versuchen wir es mit einer einfachen Visualisierung, die fast jeder tun kann. Schließen Sie Ihre Augen und begeben Sie sich mental in Ihr eigenes Wohnzimmer. Seien Sie sich all des sensorischen Inputs bewusst, während Sie sich in Ihrer Komfortzone entspannen. Sehen Sie vor Ihrem inneren Auge Ihren Computer, Ihren Fernseher, sehen Sie die Bilder an den Wänden und fühlen Sie, wie Sie es sich in Ihrem Lieblingssessel bequem machen. Hören Sie die vertrauten Geräusche in und um Ihr Haus wie z. B. das Ticken der Uhr drinnen und den Gesang der Vögel draußen. Riechen Sie Ihr köstliches Abendessen, das im Backofen brät. *Sehen, fühlen, hören, riechen und schmecken* Sie diese Erfahrung, während Sie sich auf all Ihre Gefühle einstimmen. Das ist nicht zu schwierig, oder?

Ziel ist es, ein genauso angenehmes und vertrautes Gefühl für Visualisierungen für Ihre Gesundheit zu entwickeln wie bei der Visualisierung von sich selbst in Ihrem eigenen Wohnzimmer. Suchen Sie nach Ihrem eigenen, bequemen Platz, um Ihre Visualisierungen durchzuführen und verwenden Sie Ihr *Intentionsschaubild,* um sich darauf zu fokussieren. Genießen und vertrauen Sie dem Prozess.

Entwickeln Sie die Fähigkeit, zu visualisieren

Die folgende Tabelle hilft Ihnen, grafische Details zu visualisieren. Es gibt keine richtigen oder falschen Antworten – nur IHRE Antworten.

Tabelle des geistigen Vorstellungsvermögens

Bild aus der Erinnerung	Woran Sie sich erinnern	Was Sie übersahen
Beispiel: Reflexion Ihrer selbst im Spiegel	**Beispiel:** braune Augen, rundes Gesicht, breite Augenbrauen, dunkelbraunes Haar	**Beispiel:** kleine Narbe auf der linken Wange, hohe Stirn, kleines Kinn
Beispiel: Gespräch mit jemandem am Telefon	**Beispiel:** dunkle Stimme, schnelle Wortfolge, monotone Stimme	**Beispiel:** britischer Akzent, starke Nasenatmung
Beispiel: Sie nehmen am Strand ein Sonnenbad.	**Beispiel:** Gefühl der Wärme der Sonne, Gefühl des warmen Sands unter Ihren Füßen	**Beispiel:** Gefühl und Geruch einer Meeresbrise; Geschmack von Ananassaft; Geräusch sich brechender Wellen am Strand; Vögel, die über Ihnen fliegen

Ein Bild sagt mehr als tausend Worte, doch Sie können das bei Ihnen am stärksten ausgeprägte Gefühl bei Ihrer Visualisierung zu Ihrem Vorteil einsetzen. Manche Menschen haben ein mehr auditives Erinnerungsvermögen und können sich viel leichter an ein Sprachmuster erinnern als an ein visuelles Bild. Andere erinnern sich auf kinästhetische Weise oder an das Gefühl von etwas und auch, wie sie sich durch einen bestimmten emotionalen Input „fühlen". Steigern Sie Ihre Fähigkeit, sich an Details zu erinnern, und visualisieren Sie mit Hilfe all Ihrer Sinne.

Machen Sie nun ihre eigene Visualisierung von Details:

Bild aus der Erinnerung	Woran Sie sich erinnern	Was Sie übersahen
Reflexion Ihrer selbst im Spiegel		
Telefongespräch mit jemandem		
Foto einer für Sie wichtigen Person		
Ihr Auto		
Ihr Wohnzimmer		

Ihr Unterbewusstsein arbeitet wie ein Filter, es versorgt Ihr Bewusstsein mit den für Sie wichtigen Details, da unablässig so viele Informationen auf Sie einströmen. Sie fokussieren sich auf das, was Ihnen bewusst ist, und dies kann Sie daran hindern, das größere Bild zu sehen. Seien Sie sich dieses uns allen innewohnenden Mechanismus' bewusst. Unsere Realität ist das, worauf wir uns fokussieren und wie wir sie wahrnehmen.

Auf gleiche Weise reagieren wir auf unsere Wahrnehmung von Ereignissen, ob sie tatsächlich stattfinden oder nicht. Ihr Gehirn kann nicht zwischen einem tatsächlichen Ereignis und einem nur wahrgenommenen Ereignis unterscheiden. Mit anderen Worten, Ihr Körper reagiert auf Ihre geistigen Bilder, so als wären sie physisch real. Indem Sie Ihre Visualisierungen mit klaren positiven Intentionen so realistisch wie möglich gestalten, erzielen Sie optimale Ergebnisse. Sie erschaffen sich in Ihrer neuen Erfahrung des Wohlbefindens selbst neu. Erschaffen Sie sich jetzt Ihre neue gesunde Realität. Denken Sie daran, dass die Energie Ihrer Intentionen in der Tat als eine neue Information innerhalb Ihres Körpers weiterverarbeitet wird. Das ist die wahre Kraft der Visualisierung.

Warum visualisieren? Visualisierung ist ein zielgerichtetes Instrument, das Ihnen dabei hilft, Ihre *Aufmerksamkeit* ganz besonders zu fokussieren, während Sie die Kontrolle über Ihre *Intentionen* übernehmen und Ihr Bewusstsein mit den unbewussten Überzeugungen synchronisieren. Visualisierungen bringen diese Intention ins Leben, indem alle Ihre Zellen zusammenarbeiten, um diese Realität zu erschaffen.

Die aus den Visualisierungen entstehende mentale Prägung löst elektrische Ladungen in den Neuronen Ihres Gehirns aus. Neuronale Verbindungen werden durch wiederholte Visualisierungen gestärkt. Mit etwas Übung können Sie dauerhaft die Erinnerungen, die Ihre Gesundheit beeinflussen, angleichen oder aber jedes andere von Ihnen definierte Ziel. Bei der Heilung sind Visualisierungen Werkzeuge, um Ihre Intentionen und Gedankenmuster besser auf Ihr Heilungsziel auszurichten. Geben Sie alles, was Sie sich wünschen, in Ihr Bewusstsein und lassen Sie dann Ihr Unterbewusstsein das erschaffen, was Ihre Intentionen vorschreiben.

Wenn Sie z. B. Kopfschmerzen haben, dann haben Sie die *Intention*, schmerzfrei zu sein. Eine *Visualisierung* sendet Schritt für Schritt Informationen an Ihren Körper, wie dies zu erreichen sein könnte. Zum Beispiel:

1. Visualisieren Sie, wie sich die Blutgefäße in dem Bereich des Schmerzes öffnen und einen ungehinderten Blutzufluss ermöglichen.

2. Visualisieren Sie dann kleine beruhigende Energiewellen, die von diesem Bereich ausgehen.

3. Stellen Sie sich vor, dass jeder Muskel in diesem Bereich vollkommen entspannt ist.

Durch Ihre *fokussierten Intentionen* können Sie mit Ihren Visualisierungen den Heilungsprozess beschleunigen.

Formulieren Sie Ihre Ziele

> *Das Wichtigste an einem Ziel ist,*
> *eines zu haben.*
>
> GEOFFRY F. ABERT

Ihre Ziele sollten so klar, kurz gefasst und konkret wie möglich sein. Die folgende Übung für die *Prioritätentabelle Ihrer Ziele* wird Ihnen helfen, Ihren Fokus festzulegen.

1. Schreiben Sie Ihre Ziele nieder und bewerten Sie sie mit einer Skala von 1 bis 10.
2. Wählen Sie aus dieser Liste Ihr wichtigstes Ziel aus und beschäftigen Sie sich damit zuerst.
3. Beschreiben Sie Ihr Ziel so kurz und prägnant wie möglich.
4. Verwenden Sie die Affirmationstechniken aus Teil I, die Sie bereits gelernt haben, um mental auf Ihre Ziele fokussiert bleiben zu können.

Wenn Sie mehrere gesundheitliche Themen haben, fokussieren Sie sich eine Woche lang auf ein spezielles Ziel oder solange, bis Sie sich sicher sind, dass Sie einen Wandel vollzogen oder Ihr Ziel erreicht haben. Am Ende dieser Woche verwenden Sie die *Prioritätenliste Ihrer Ziele,* um Ihre Ziele neu zu bewerten, und entscheiden Sie, auf welches Ziel Sie sich in der darauffolgenden Woche fokussieren möchten. Die Einstufung Ihrer Ziele mit Hilfe der Skala von 1 bis 10 kann Ihnen als Entscheidungshilfe dienen.

Prioritätenliste Ihrer Ziele

Priorität	**Ziel**	**Skala 1 bis 10 erfordert Einsatzbereitschaft**	**Affirmation**
1	**Beispiel:** Ich möchte in der Lage sein, schmerzfrei die Treppe hinaufzusteigen.	9	Ich genieße es, mühelos die Treppe hinaufzusteigen.
2	**Beispiel:** Ich möchte mehr Energie haben.	7	Ich genieße es, zügig in meiner Nachbarschaft umherzulaufen.
3	**Beispiel:** Ich möchte Gewicht verlieren.	6	Ich genieße es, Obst und Gemüse zu knabbern.
1			
2			
3			

Grundlegende Schritte für eine Visualisierung

Probieren Sie Ihre Ideen aus,
indem Sie visualisieren,
wie sie in Aktion sind.

DAVID SEABURY

Es gibt 3 Schritte, um eine anatomisch exakte Visualisierung zu entwerfen:

1. Machen Sie sich mit dem Problembereich vertraut (mit Hilfe eines Anatomiebuches oder Informationen aus dem Internet)
2. Verstehen Sie den Mechanismus der Selbstheilung des Körpers (z. B. Lunge-Husten; Nieren/Blase-reinigende Flüssigkeit; Immunsystem)
3. Stellen Sie sich Ihren Körper als geheilt und ordnungsgemäß funktionierend vor (wenn z. B. Schmerzen das Thema sind, sehen Sie sich selbst jetzt als schmerzfrei. Wenn es um Beweglichkeit geht, visualisieren Sie, wie Sie ganz mühelos und voller Leichtigkeit das tun, was Sie gerne tun).

Zeigen Sie Eigeninitiative: Übernehmen Sie das Kommando und lernen Sie alles, was Sie über Ihr gesundheitliches Problem wissen sollten. Je mehr Sie verstehen, wie Ihr Wohlbefinden wieder hergestellt wird, um so exakter werden die Visualisierungen ausfallen. Ihr Ziel ist es, Ihren eigenen Heilmechanismus so wirkungsvoll wie möglich zu aktivieren. Übernehmen Sie Verantwortung, übernehmen Sie die Kontrolle, handeln Sie und seien Sie in Ihrer eigenen Kraft.

Bedienen wir uns eines Beispiels, um zu üben, wie man mit Hilfe dieser drei Schritte eine anatomisch exakte Visualisierung formuliert. Wenn es bei Ihnen z. B. um eine Erkältung geht, dann machen Sie sich schlau darüber, was eine Erkältung wirklich ist. Wir alle erkennen, wenn wir erkältet sind. Die Herausforderung besteht darin, besser den damit verbundenen Mechanismus zu verstehen, damit wir exakter visualisieren können, was im Körper vor sich geht.

Beispiel: Schritt 1

Machen Sie sich mit dem Problembereich vertraut

Im Internet können Sie ganz schnell herausfinden, dass eine Erkältung eine virale Infektion ist, die die Schleimhäute der Atemwege und des Rachens beeinträchtigt. Wenn Sie etwas intensiver suchen, können Sie herausfinden, was ein Virus ist, wie die Schleimhäute aussehen, wo genau sie sich in der Nase und im Rachen befinden etc.

Verstopfte Nasenwege

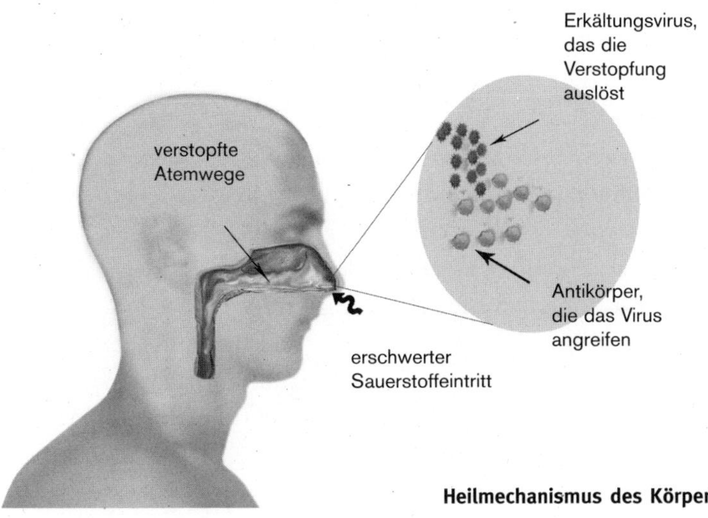

Heilmechanismus des Körpers

Beispiel: Schritt 2
Verstehen Sie den Mechanismus
für die Selbstheilung Ihres Körpers

Sobald Sie ein klares Bild über die Anatomie des Bereiches haben, fokussieren Sie sich auf dessen Funktionen, und wie der Körper das Problem beseitigen wird. Kennen Sie die körpereigenen Mechanismen, die Ihre Atemwege und Ihren Rachen reinigen. Husten und Niesen sind hilfreich, um Verstopfungen zu beseitigen, und ein aktives Immunsystem sollte letztendlich das das Problem verursachende Virus erkennen. Zur Neutralisierung des Virus wird dann Ihr Körper Antikörper produzieren.

Visualisierungen stimulieren die körpereigene Wiederherstellungskraft in dem Problembereich. Wenn Sie die Anatomie und den Heilmechanismus verstehen, *dann* können Sie beginnen, zu visualisieren. Bringen Sie Ihren Körper dazu, sich selbst zu heilen. Stellen Sie sich eine Starthilfe vor, die diese Heilmechanismen anstößt, um die Verstopfung zu reduzieren, die gegenwärtig die Luftwege blockiert und das Atmen erschwert. Richten Sie Ihre Immunreaktion auf das Virus, das dieses Problem hervorruft.

Beispiel: Schritt 3
Stellen Sie sich Ihren Körper geheilt
und vollkommen funktionsfähig vor

Verstehen Sie die gesunde, ideale Funktion des Bereiches. Wissen Sie, wie gesunde Atemwege und ein gesunder Rachen und ihr ordnungsgemäßes Funktionieren aussehen. Sehen Sie, wie der gesamte Bereich einwandfrei arbeitet, ohne ein Zeichen dafür, dass es dort jemals ein Problem gegeben hat. Wann immer sich ein negativer Gedanke zur Heilung hereinschleicht,

- *Stopp.*
- *Reinigen Sie Ihren Geist,* indem Sie tief ein- und ausatmen.
- *Dann* fahren Sie fort, zu visualisieren, wie der Bereich in einem perfekten Zustand funktioniert, bis Ihr Geist vollkommen frei von allen negativen Gedanken ist.

Sie können mit Ihren eigenen Visualisierungen bei einer Erkältung experimentieren und feststellen, wie effektiv Sie in der Lage sind, die durchschnittliche Dauer der Erkältung zu verkürzen. Für gewöhnlich dauert eine Erkältung 1 Woche bis 10 Tage, bevor die natürlichen Abwehrkräfte des Körpers erkennen, was mit diesem Virus zu tun ist und wie man ihn wieder los wird. Führen Sie ein Tagebuch und lassen Sie sich dadurch ermutigen, dass Sie auf effektive Weise die für die Heilung erforderliche Zeitdauer verkürzen können. Sie müssen kein Experte für Erkältungen werden. Lernen Sie einfach die grundlegenden Schritte, um exakter visualisieren zu können, wie Sie Ihre eigene Heilung einer Erkältung oder irgendeiner anderen Erkrankung unterstützen können.

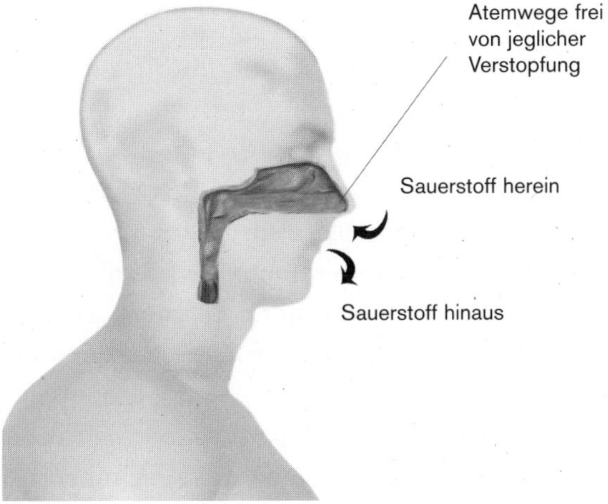

Passen Sie Ihre Visualisierungen an

Ich visualisiere Dinge in meinem Geist,
bevor ich sie tun muss. Es ist so,
als besuchte ich einen geistigen Workshop.

JACK YOUNGBLOOD

Es ist wichtig, die zuvor beschriebenen drei grundlegenden Schritte vollkommen zu verstehen, um anatomisch exakte Visualisierungen zu entwerfen, bevor man zur nächsten Stufe weitergeht: *seine eigenen individuellen Visualisierungen zu erstellen.* Anatomisch exakte Visualisierungen können von Ihnen und für Sie selbst mit Hilfe Ihres eigenen einzigartigen Inputs maßgeschneidert werden. Jeder Mensch hat eine einzigartige Geschichte und Ihre Visualisierungen sollten dies mit berücksichtigen. Die für Sie bedeutungsvollen Dinge haben einen emotionalen Einfluss, durch den Sie sich besser auf Visualisierungen konzentrieren und deren Wirkung erhöhen können.

Sobald Sie sich mit den anatomisch exakten Visualisierungen wohlfühlen, können Sie beginnen, diese auf sich selbst anzupassen. Integrieren Sie Ihren eigenen einzigartigen Input der Dinge, mit denen Sie in Resonanz sind, indem Sie sich an Ereignisse, Interessen, Hobbys, Freizeitaktivitäten und Leidenschaften erinnern. Ihre Visualisierung muss sich richtig für Sie anfühlen: Das ist Ihre Aufgabe. Das Material in diesem Buch stellt Ihnen die Werkzeuge zur Verfügung, die Sie benötigen, um die wirkungsvollsten Visualisierungen für sich selbst zu entwerfen. Ihr Input ist ein wesentlicher Bestandteil dieses Prozesses.

Es ist normalerweise einfacher, mit anatomisch exakten Visualisierungen zu beginnen. Während dieses Vorgangs wird Ihr Geist automatisch beginnen, Ihre Visualisierungen mit Ihren Erinnerungen an Erfahrungen zu verknüpfen. Wenn Sie beispielsweise gerne kochen, visualisieren Sie vielleicht, wie Sie Schritt für Schritt Fortschritte machen, so als würden Sie den Anleitungen in einem Kochbuch folgen. Ein Musiker würde die Veränderungen hören und Bilder sehen, die in musikalischem Sinne mit ihm in Resonanz sind. Wenn Sie jemals dabei zugeschaut haben, wie Ballons in den Himmel aufsteigen und vom Wind weggeweht werden oder wie Ameisen einen Ameisenhügel bauen, diese Erinnerungen sind für Sie von Bedeutung.

Integrieren Sie diese Erinnerungen in Ihre individuellen Visualisierungen, damit Ihre Intentionen sich stärker auf Ihre einzigartige Heilungsreise auswirken.

Denken Sie daran: Niemand kennt Sie besser als Sie sich selbst.

Während Ihrer Visualisierungen stellen Sie vielleicht fest, dass Sie sich zu einem besonderen Bereich hingezogen fühlen. Mit anderen Worten, Dinge beginnen zu geschehen, die Sie nicht vorgesehen hatten. Auch wenn dies in keinem Zusammenhang mit dem eigentlichen Problem zu sein scheint, müssen Sie dem Fluss folgen. Hören Sie sich zu, wenn Sie sich selbst etwas erzählen, dem Sie weiter nachgehen sollten. Wenn Sie z. B. ein Problem mit dem Knie haben, doch Ihr Fokus führt sie immer wieder zu Ihren Hüften, dann ignorieren Sie diese Botschaften nicht. Ihre Hüfte mag sehr wohl Teil des Problems sein und auf diese Weise macht Sie Ihr Körper auf diese Verbindung aufmerksam.

Es gibt keine festen Regeln für Visualisierungen, da sie von Mensch zu Mensch unterschiedlich sind. Modifizieren Sie Ihre einzigartigen Visualisierungen und erforschen Sie sie, damit Sie die Visualisierung finden, die am besten mit Ihrem Körper und folglich mit Ihrer eigenen Gesundheit in Resonanz ist. Sie sind der Regisseur Ihres eigenen Films und Sie erschaffen Ihre eigenen Visualisierungen. Passen Sie diese auf sich selbst an. Verwenden Sie auch Ihr *Intentionsschaubild,* wenn Sie damit experimentieren, und entscheiden Sie, was am effektivsten für Sie ist.

Visualisierungen zur Verbesserung des eigenen Zustandes

Wenn Sie der Meinung sind,
etwas tun zu können
oder etwas nicht tun zu können,
dann haben Sie recht.

HENRY FORD

Viele Themen in Ihrem täglichen Leben können mit Hilfe von Intention und Visualisierung verbessert werden. Wir alle haben ständig mit Stress zu tun. Visualisierungen helfen uns dabei, unsere Reaktion darauf zu kontrollieren. Finden Sie heraus, wie Sie in all Ihren Aktivitäten zu Spitzenleistungen gelangen können. Für viele Menschen ist ein tiefer Schlaf ein begehrenswertes, aber auch erreichbares Ziel. Viele von uns würden gerne mehr Körperfett verbrennen und ihre Figur verbessern. Steigern Sie Ihre körperliche Ausdauer, indem Sie sich mit Ihren Intentionen auf den Sport fokussieren. Jeder kann sich durch Visualisierungen ein Übungsprogramm erstellen. Natürlich können Sie diese Technik auch dafür verwenden, sich Ihren nächsten Tag zu visualisieren. Zeigen Sie Eigeninitiative und übernehmen Sie die Kontrolle über jeden Aspekt Ihres Lebens!

Stressmanagement

Erinnern Sie sich an meine Ausführung bezüglich der Reaktion der DNA auf Umweltfaktoren. Eine kürzlich durchgeführte Studie zeigt, dass sich die Aufwickelung der DNA verändern kann, wenn man unterschiedlichen Emotionen ausgesetzt ist. Als die Forscher die DNA einem hohen Maß an Frustration aussetzten, zog sie sich stärker zusammen. Ihre Aufwickelung wurde tatsächlich unter diesem Stress enger. Als die Forscher liebevolle Intentionen in Richtung DNA sandten, entspannte und dehnte sie sich aus. Die DNA kann ihre Aufwickelung entsprechend den von den Forschern in den Experimenten empfundenen Emotionen verändern (R. McCraty, G. Rein et al. [2003]. „Modulation of DNA Conformation by Heart-Focused Intention“ Heart Math Research).

Ich gehe davon aus, dass es Beweise geben wird, dass die DNA auf Lichtenergiefrequenzen reagiert, die von Emotionen ausgesendet werden, die wir durch unsere Intention erschaffen haben. Mit Hilfe dieses Mechanismus kann unser Immunsystem gestärkt oder geschwächt werden, je nach unseren Intentionen. Wir senden Informationen zu dem Informationsfeld und empfangen auch welche von dort.

Visualisierung für das Stressmanagement: Ihre DNA entspannen
Diese Visualisierung ist für uns alle zu jeder Zeit hilfreich. Sie kann in jeder Situation als ein Werkzeug für das Stressmanagement eingesetzt werden, zur Stärkung unseres Immunsystems oder als ein Energiespender, da jede Zelle Ihres Körpers einbezogen ist. Während Sie atmen, sich entspannen und die Absicht hegen, Liebe zu Ihrer DNA zu senden, sehen Sie, wie sich die DNA-Stränge entspannen, sich ausdehnen und sich die Aufwickelung lockert. Erinnern Sie sich: Die DNA befindet sich in jeder Zelle Ihres Körpers.

1. Stellen Sie sich vor, wie all die Energie des Universums über Ihrem Kopf zirkuliert und Ihnen zur Verfügung steht.

2. Fühlen, sehen und wissen Sie, dass Sie von intensiver reiner Heilenergie umgeben sind. Ihre Intention ist, Liebe zu all Ihren Zellen zu senden und Ihre DNA zu entspannen, um somit Ihr Immunsystem zu stimulieren.

3. Bringen Sie mit dem Einatmen universelle Energie herein und sammeln Sie diese in Ihrem Herzen.

4. Beim Ausatmen stellen Sie sich vor, wie Sie die Energie aus Ihrem Herzen aussenden und wie sie in Ihre Arme bis hin zu Ihren Fingerspitzen strahlt.

5. Legen Sie Ihre Fingerspitzen auf Ihre Herzgegend und atmen Sie diesen Energiefluss hinein in Ihr Herz. Stellen Sie sich diesen Fluss wie einen Energiekreislauf weiter vor; von Ihrem Herzen durch Ihren gesamten Körper und zurück zu Ihrem Herzen.

6. Stellen Sie sich jeden DNA-Strang als eine Magnetspule vor, die die Energie anzieht und aufnimmt, wodurch sich die DNA entspannt und sich ausdehnt.

7. Fokussieren Sie sich auf einen einzelnen DNA-Strang und projizieren Sie dieses Bild vor sich. Sehen Sie ganz deutlich den gesamten Prozess in diesem einen Bild des DNA-Stranges. Fokussieren Sie sich dann darauf zu wissen, dass dies gleichzeitig in allen DNA-Strängen in Ihrem Körper stattfindet.

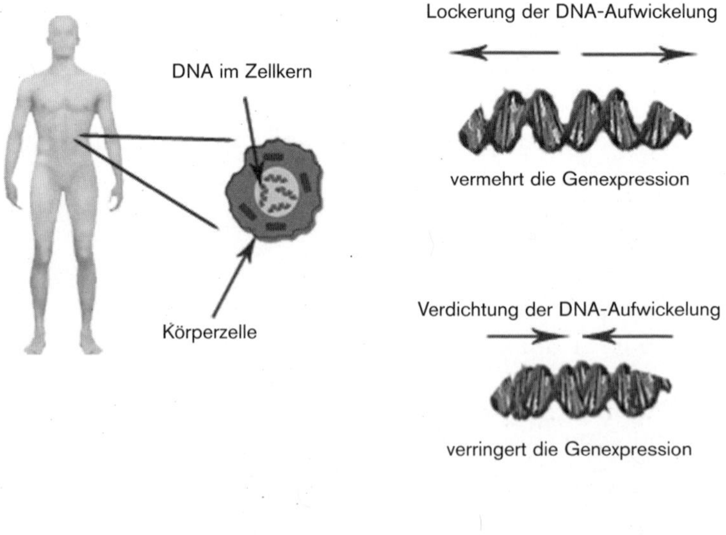

Passen Sie dann Ihre eigene Visualisierung an:

- Sehen Sie den DNA-Strang in jeder Zelle in seinem entspannten Zustand, wie er mit solch liebevollem Licht erfüllt wird, dass er beginnt, sein eigenes Licht auszustrahlen.
- Stellen Sie sich all Ihre DNA-Stränge vor, die in der gleichen Frequenz schwingen wie das harmonische Licht Ihrer fokussierten Intention.
- Alle Ihre Zellen stimmen sich auf die gleiche Frequenz ein, bis sie alle in der gleichen einheitlichen Schwingung resonieren. Sie sind so lebendig und voller Lichtenergie, dass beim Blick in den Spiegel Ihre Aura so hell leuchtet, dass ihre Reflexion nicht zu sehen ist.

Eine Abwandlung dieser Visualisierung könnte folgendermaßen aussehen:

- Stellen Sie sich Ihren gesamten Körper als eine Gitarre vor, die mit einem einzigen harmonischen Akkord einer perfekten Melodie mitschwingt.
- Wenn Ihr gesamter Körper in Harmonie mit Ihren Intentionen resoniert, dann sehen Sie nicht länger, wie jeder DNA-Strang sein individuelles Licht ausstrahlt, sondern Sie sehen Ihren gesamten Körper als ein einheitliches, harmonisches Licht. Jeder DNA-Strang Ihres Körpers ist sich nun Ihrer Intentionen bewusst und entspannt sich entsprechend.

- *Sehen* Sie Ihr gesamtes Sein
durch Ihre fokussierten Intentionen erhellt.
- *Fühlen* Sie Ihren harmonischen Energiefluss.
- *Hören* Sie Ihre eigene resonierende Frequenz.
- *Lassen Sie es Wirklichkeit werden.*

Visualisierung zur Fettverbrennung

Dies ist eine hervorragende Visualisierung, um sich selbst in eine perfekte Form zu bringen. Sie können Sie bei jedem Gewicht verwenden. Natürlich müssen Sie ernsthaft auf Ihre Ernährung und Ihre sportlichen Aktivitäten achten. Diese Visualisierung hilft Ihnen vielleicht, bei Ihrem Fitness- und Ernährungsprogramm fokussiert, motiviert und inspiriert zu bleiben.

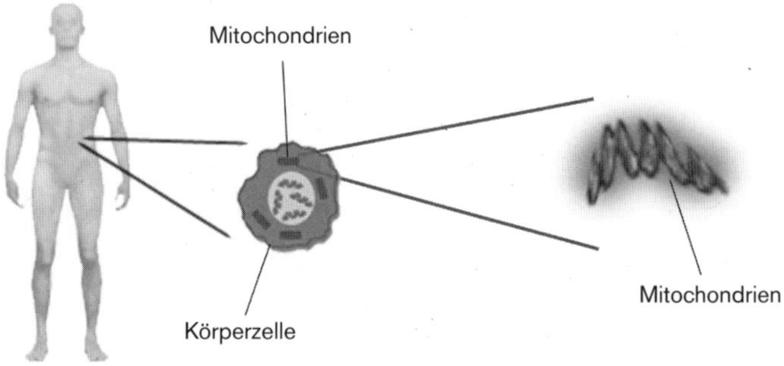

1. Fokussieren Sie sich auf den Bereich Ihres Körpers, an dem Sie Fett verbrennen möchten.
2. Visualisieren Sie, wie all das unerwünschte Fett sich zu den Mitochondrien in diesem Bereich bewegt. Mitochondrien sind Organellen, die in jeder Zelle vorhanden sind und die Zelle mit Energie versorgen.
3. Fokussieren Sie sich auf ein einzelnes Mitochondrium und projizieren Sie dieses Bild vor sich.
4. Sehen Sie ganz deutlich den gesamten Vorgang der Fettverbrennung in diesem einen Bild des Mitochondriums. Fokussieren Sie sich dann darauf zu wissen, dass dies gleichzeitig in allen Zellen Ihres Körper stattfindet.

5. Visualisieren Sie, wie das Fett in jeder Zelle innerhalb der Mitochondrien abgebaut wird und wie daraus resultierend die Fettzellen schrumpfen. Das Fett wird im Körper verstoffwechselt und versorgt Sie mit mehr Energie.
6. Stellen Sie sich vor, wie immer mehr Fett von den Mitochondrien angezogen wird, wo es verstoffwechselt wird.
7. Gleichzeitig zu dieser Visualisierung spannen Sie Ihre Muskeln in dem von Ihnen fokussierten Bereich an. Wenn Sie sich z. B. darauf fokussieren, Bauchfett zu verbrennen, ziehen Sie Ihre Bauchmuskeln synchron mit Ihrer Visualisierung ein.
8 Stellen Sie sich vor Ihrem geistigen Auge vor, wie Sie dünner sind und keine Gewichtsprobleme mehr haben.
9 Durch das größere Maß an Energie sehen Sie sich selbst Dinge unternehmen, die Sie gerne tun möchten.
10. Stärken Sie Ihr Vertrauen darin, dass Sie in Zukunft dieses neue Sie sind.

Passen Sie dann Ihre eigenen Visualisierungen an:

- Beginnen Sie damit, die anatomisch richtige Darstellung zu visualisieren, bis Sie den Vorgang verstehen.
- Wie bei jeder Visualisierung können Sie diese so stilisieren oder verändern, dass sie für Sie passend ist. Lassen Sie Ihren Geist umherwandern und achten Sie auf das, was sich in Ihnen entwickelt und zum Ausdruck gebracht werden möchte.
- Sie könnten Ihre Visualisierung vielleicht so umformulieren, dass Sie mit einem Klettbelag versehene Moleküle verwenden, die dafür sorgen, dass sich das Fett daran hängt und in Ihrem inneren Ofen entsorgt wird. Dieser Ofen verbrennt Treibstoff (Fett) zu nützlicher Energie.

- Oder Sie könnten sich vorstellen, dass Ameisen die überschüssigen Fettmoleküle einsammeln und daran knabbern, und wie Sie die Abfallprodukte mit Hilfe Ihres eigenen Entsorgungsmechanismus als Beiprodukte in Form von Urin und Kot entsorgen.
- *Sehen* Sie sich selbst so, wie Sie aussehen möchten.
- *Fühlen* Sie sich energetisiert in Ihrem optimierten physischen Selbst.
- *Hören* Sie Ihre Frequenz voller Stolz resonieren.
- *Lassen Sie es Wirklichkeit werden.*

Visualisierung für einen besseren Schlaf

Viel lachen und lange schlafen
sind die besten Kuren im Arztbuch.

IRISCHES SPRICHWORT

Sie können eine Visualisierung entwerfen, um den Ihren Schlaf fördernden Mechanismus zu stärken. Melatonin, eine biochemische Substanz, die in der Zirbeldrüse neben der Hypophyse und dem Hypothalamus gebildet wird, erleichtert den Schlaf.

Natürliches Melatonin für den Schlaf

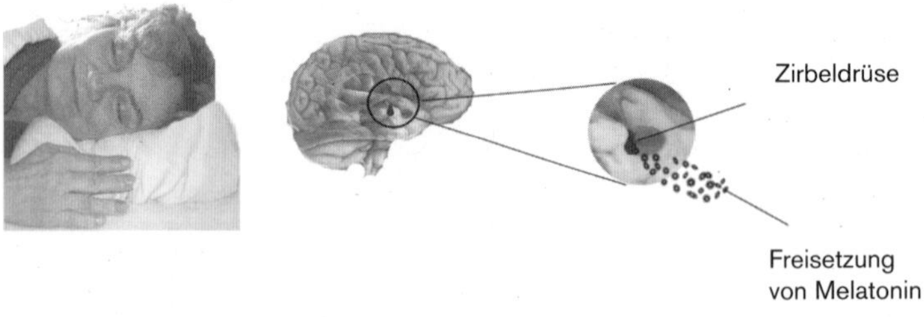

1. Machen Sie sich ein klares Bild davon, wo sich die Zirbeldrüse befindet und wie sie aussieht.
2. Man glaubt, dass Licht die Produktion von Melatonin unterdrückt. Visualisieren Sie, dass absolut kein Licht durch Ihre Augen zur Zirbeldrüse gelangt.
3. Visualisieren Sie die Drüse als eine Mini-Fabrik, die die schlaffördernde chemische Substanz Melatonin hinauspumpt.
4. Sehen Sie, wie Ihr Körper diese biochemischen schlaffördernden Signale empfängt.
5. Stellen Sie sich vor Ihrem inneren Auge vor, wie Sie sich in einem tiefen Schlaf befinden, ohne irgendwelche Gedanken in Ihrem Bewusstsein.

Passen Sie nun Ihre eigenen Visualisierungen an

- Wie bei jeder Visualisierung können Sie sie so stilisieren oder verändern, dass es für Sie passend ist. Lassen Sie Ihren Geist umherwandern und achten Sie auf das, was sich in Ihnen entwickelt.
- Abwandlungen dieser Visualisierungen könnten sein, das Melatonin als mikroskopisch kleine weiche Kissen zu sehen oder zu fühlen, die zwischen all Ihren gestressten und überarbeiteten Neuronen freigesetzt werden. Dadurch wird Ihr Gehirn gepolstert und seine schwere Last abgemildert.
- Eine andere Variante könnte sein, dass Sie einen beruhigenden Ton hören, der in Ihrem Gehirn nachhallt und von dort ausstrahlt. Sehen Sie das Melatonin wie ein weiches, strahlendes Licht, das all Ihre Sorgen hinausspült und Ihr Gehirn mit Schlaf fördernden Substanzen umhüllt.
- *Sehen* Sie sich selbst, wie Sie tief und fest schlafen.

- *Fühlen* Sie, wie Sie in Ihr weiches Kissen sinken.
- *Hören* Sie Ihren rhythmischen Atem.
- *Lassen Sie es Wirklichkeit werden.*

Visualisierung bei Angst- oder Panikattacken

> *Ich hatte Tausende von Problemen in meinem Leben.*
> *Die meisten von ihnen ereigneten sich*
> *tatsächlich niemals.*
>
> MARK TWAIN

1. Sehen Sie sich selbst in einer Situation, die Sie normalerweise aus Angst vor einer Panikattacke verzweifelt versuchen zu vermeiden.
2. Stellen Sie sich vor, wie Sie entspannendes, beruhigendes Licht einatmen.
3. Sehen Sie, wie weiches, sanftes Licht von Ihren Lungen zu Ihrem Gehirn hinstrahlt, Ihr Gehirn mit Licht überflutet und all Ihre Sorgen hinwegspült.
4. Stellen Sie sich weiche Kissen vor, die mit dem Licht freigesetzt werden, die Ihr Gehirn polstern und schützen.
5. Hören Sie einen beruhigenden Ton, der in Ihrem Gehirn nachhallt und von ihm ausstrahlt.
6. Sehen Sie, wie jede Zelle Ihres Körpers vollkommen ruhig und entspannt bleibt.

Sie sind entspannt, ruhig und haben die vollkommene Kontrolle über Ihre Umgebung und Ihre Umstände, da Sie das Kommando übernehmen.

Visualisierung für sportliche Aktivitäten

Sportprofis bis hin zu Menschen mit körperlichen Herausforderungen profitieren vom Sport. Übung stimuliert Ihr gesamtes System. Dadurch kommt es zu einem höheren Sauerstoffaustausch bis hin zur Freisetzung von Hormonen. Es ist wichtig, regelmäßig Sport zu treiben, und fast jeder ist in der Lage, dies bis zu einem gewissen Maße auch zu tun. Sportliche Aktivitäten zu visualisieren fördert eine effektivere Zellaktivität. Dadurch gelangen die Botschaften von Ihrem Geist zu Ihrem Körper, dass Sie Ihre körperliche Gesundheit optimieren. Selbst kleine Veränderungen signalisieren jeder Zelle, dass etwas verändert wird.

Eine körperlich gesunde Person sollte sich selbst visualisieren können, wie sie das größte Ziel ihrer sportlichen Aktivitäten erreichen kann. Ein Marathonläufer beispielsweise, der an Wettkämpfen teilnimmt, visualisiert, wie er ganz mühelos über die Ziellinie gleitet. Verwenden Sie all Ihre Sinne. Stellen Sie sich einen heißen Tag vor, an dem die Sonne brennt und Ihre Energieressourcen strapaziert. Fühlen Sie, wie Schweiß von Ihrem Gesicht, Ihrem Nacken und Ihrem Rücken hinuntertropft. Hören Sie die Geräusche der anderen Läufer in Ihrer Nähe. *Sehen Sie es, fühlen Sie es, hören Sie es, lassen Sie es Wirklichkeit werden.* Trotz all dieser Hindernisse und Ablenkungen überqueren Sie immer noch als Erster die Ziellinie und haben noch Kraft übrig.

Ich hatte einmal einen sehr lebhaften Traum, in dem ich nur meinen Bizeps trainierte und alle möglichen Übungen dafür machte. Als ich am nächsten Morgen aufwachte, schmerzte mich mein Bizeps unglaublich, so als hätte ich ganz intensiv trainiert. Mein Körper kannte den Unterschied nicht zwischen der Visualisierung dieser Übung und der physischen Übung selbst. Genau das versuchen Sie zu erreichen, indem Sie Visualisierungen üben.

Es ist wichtig, körperliche Aktivitäten aus dem Blickwinkel zu sehen, was Sie tun *können*, und nicht was Sie *nicht* tun *können.* Wenn Sie nur eine Zehe beugen können, dann *tun Sie es!* Und regelmäßig. *Visualisieren* Sie, die anderen Zehen auch beugen zu können, bis auch dies zu Ihrer Realität wird.

- *Sehen* Sie sich selbst, wie Sie durch Ihr Übungsprogramm energetisiert sind.
- *Fühlen* Sie den Sauerstofffluss in jeder Ihrer wieder energetisierten Zelle.
- *Hören* Sie Ihren eigenen harmonischen Energiefluss in Ihrem gesamten Sein.
- *Lassen Sie es Wirklichkeit werden.*

Visualisierung für geistige Frische

Verbessern Sie Ihre Effektivität in jedem Aspekt Ihres Lebens, indem Sie eine Feinabstimmung der ausgesendeten und empfangenen Informationen vornehmen, über Ihre fünf Sinne hinaus. Senden und empfangen Sie ganz deutlich, worauf Sie Ihre Intention fokussiert haben. Stimmen Sie sich ein!

Sie können eine Visualisierung zur Stärkung Ihres körpereigenen Mechanismus entwerfen, um Ihre geistige Frische zu fördern. Das ist bei äußerst stressvollen Augenblicken im Leben ganz besonders wichtig, wie z. B. bei einem Examen, einem Vorstellungsgespräch oder einer Präsentation vor Menschen. Ich verwende sie häufig und finde sie sehr hilfreich.

1. Stellen Sie sich in Ihrem Geist ganz klar die Neuronen in Ihrem Gehirn vor.
2. Stellen Sie sich einen Ton vor oder summen Sie diesen laut (wie hmm) und sehen Sie, wie all Ihre Neuronen in genau diesem Ton schwingen.

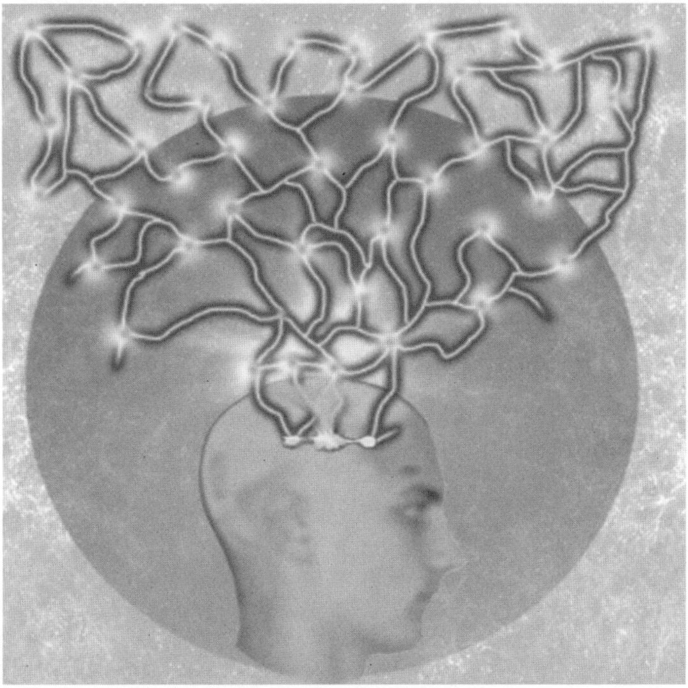

3. Sobald Sie sich auf diese Resonanz fokussieren, erleuchten Sie alle Ihre Pfade. Es ist vielleicht hilfreich, an beruhigende leuchtende Blitze zu denken, die Sie mit der dafür erforderlichen Energie versorgen.

4. Stellen Sie sich vor, wie diese Neuronen nach außen wachsen und zu Tentakeln werden, die sich weit jenseits Ihres physischen Selbst ausdehnen.

5. Sehen Sie, wie die Tentakel sich auf die Information einstimmen, die Sie in diesem Informationsfeld benötigen.

6. Machen Sie die Tentakel an der von Ihnen gesuchten Information fest und verbinden Sie sie damit. Ziehen Sie diese Information zu sich herein und lassen Sie sie Teil Ihres Bewusstseins werden.

Passen Sie dann Ihre eigenen Visualisierungen an:

- Wie bei jeder Visualisierung können Sie diese so stilisieren oder verändern, wie es für Sie passend ist. Lassen Sie Ihren Geist umherwandern und achten Sie auf das, was sich in Ihnen entwickelt.
- Abwandlungen dieser Visualisierung können z. B. sein, die Tentakel zu sehen oder zu fühlen wie die Wurzeln einer Pflanze, die nach unten und nach außen wachsen und sich mit dem verbinden, was Sie suchen.
- Eine andere Variante ist zu sehen, wie Ihr eigenes Licht nach außen strahlt und sich mit dem verbindet, was Sie wissen müssen.
- Sie hören vielleicht einen beruhigenden Ton, der in Ihrem Gehirn nachhallt und aus ihm herausströmt, der in der gleichen Frequenz resoniert wie die Information, die Sie suchen.
- Sehen Sie, wie mit Klettbelag versehene Tentakel sich an die Information heften, die Sie benötigen. Werden Sie eins damit: Das bedeutet, sich darauf einzustimmen.

Visualisierung zur Verlangsamung des Alterungsprozesses

Warum werden wir älter? Wie können wir diesen Alterungsprozess beeinflussen? Bis vor Kurzem wusste man darauf noch keine Antwort. Wir wissen jetzt, dass der primäre Faktor, der das Alter festlegt, die Anhäufung oxidativer Schädigungen ist. Unser gesamtes Leben hindurch werden Proteine in den Zellen von freien Radikalen angegriffen. Beschädigte Proteine sammeln sich zu Proteinaggregaten an und dies führt zu einer Reihe von altersbedingten Schädigungen der Zellen.

Diese unerwünschten Proteine werden auf natürliche Weise entfernt, indem dieser Bereich in der Zelle von einer Doppelmembran umgeben wird. Diese Membran verbindet sich dann mit einem Lyosom, das vergleichbar ist mit einer Abfallbeseitigungsanlage in der Zelle, in der deren Inhalt verdaut wird. Somit werden die Abfallstoffe aus der Zelle entfernt. In unserer Jugend läuft dieser Prozess schneller ab, daher kommt es erst nach einer längeren Zeit zu altersbedingten Schädigungen.

In anderen Organismen haben Forscher die Gene dahin gehend manipuliert, dass dieser Prozess häufiger stattfindet. Dadurch erhöhte sich in hohem Maße die durchschnittliche Lebensdauer dieser Organismen, manchmal wurde die eigentliche Lebensdauer sogar verdoppelt (Simonsen, A. et al. [2008] „Promoting basal levels of autophagy in the nervous system" *Autophagy* 4:2, 176–184).

Wir sind immer noch weit davon entfernt, über ein effektives Mittel zur Kontrolle dieses Prozesses zu verfügen, da wir noch vieles nicht verstehen. Verwenden Sie Ihre *Intentionen* und *Visualisierungen,* um die Auswirkungen des Alters zu verlangsamen.

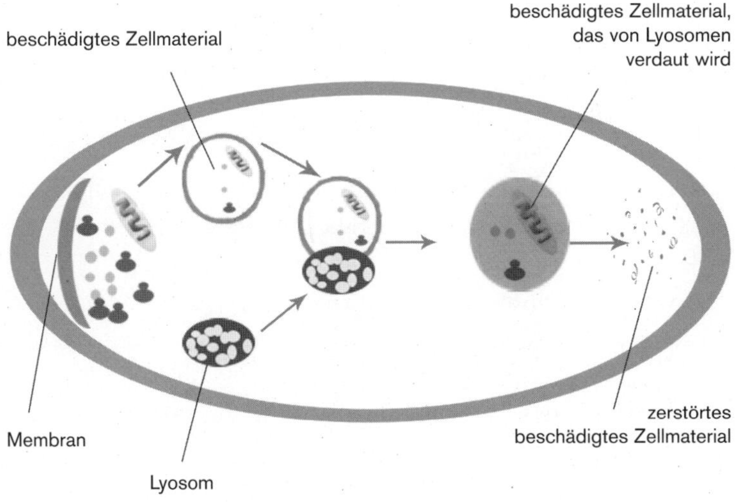

1. Visualisieren Sie all die beschädigten Proteine, die sich in einem Bereich der Zelle ansammeln.
2. Sehen Sie diese Ansammlung beschädigten Materials, wie es von einer Membran umhüllt wird, die dessen Inhalt vom Rest der Zelle isoliert (wie oben dargestellt).
3. Visualisieren Sie, wie sich diese Membranstruktur voll beschädigter Proteine mit einem Lyosom vermischt.
4. Sehen Sie, wie das Lyosom die beschädigten Proteinstrukturen verdaut und der Rest der Zelle davon unberührt bleibt.
5. Fokussieren Sie sich auf eine einzelne Zelle und projizieren Sie dieses Bild vor sich. Sehen Sie ganz klar den gesamten Prozess, der in dieser einen Zelle vor sich geht. Fokussieren Sie sich dann darauf zu wissen, dass dies in allen Zellen Ihres Körpers stattfindet.

Spezielle gesundheitliche Probleme

Da Sie nun damit vertraut sind, anatomisch exakte Visualisierungen und deren Anpassung zu entwerfen, sind Sie nun auch bereit, Visualisierungen für ganz spezifische gesundheitliche Probleme zu erstellen.

Listen Sie all Ihre gesundheitlichen Probleme in einer Tabelle auf (siehe Seite 144 ff.). Diese Tabelle beinhaltet:

1. Was der Heilung bedarf
2. Mögliche Ursachen oder Risikofaktoren
3. Anatomie des Problembereichs
4. Symptome
5. Körpereigener Heilmechanismus

Formulieren Sie Ihre Ziele für Ihre Heil-Visualisierungen mit Hilfe dieser Tabelle und ordnen Sie diese nach Prioritäten, um eines nach dem anderen abzuarbeiten.

1. Entwerfen Sie anatomisch exakte Visualisierungen.
2. Passen Sie diese *dann* an Ihre eigenen Erinnerungen, Hobbys, Leidenschaften und Erfahrungen an.
3. Finden Sie heraus, womit Sie in Resonanz sind.
4. Wandeln Sie Ihre Visualisierungen ab, damit sie interessant bleiben und es Ihnen nicht langweilig wird.

Die DVD „Visualizations for Self-Empowerment" enthält dynamische Visualisierungen, die Ihnen helfen können, Ihre eigenen Visualisierungen kreativ zu gestalten. Denken Sie daran: Wie ungewöhnlich Ihre Visualisierungen auch sein mögen, Ihre Intention heilt. Eine positive Intention wird zu keinem negativen Ergebnis führen. Visualisierungen aktivieren und stimulieren Ihre körpereigenen Heilmechanismen.

In diesem Abschnitt wird anhand vieler gesundheitlicher Themen beschrieben, wie Sie Visualisierungen entwerfen können. Sollte Ihr spezielles Thema nicht aufgeführt sein, ist es wichtig, zu verstehen, dass bei jedem Thema der gleiche *Prozess* abläuft. Nutzen Sie diesen Abschnitt, um Ihre individuellen Bedürfnisse entsprechend anzupassen.

Fibromyalgie und Chronisches Müdigkeitssyndrom

Fibromyalgie ist ein weitverbreitetes Leiden und geht einher mit steifen und schmerzempfindlichen Muskeln, Sehnen und Gelenken. Viele Menschen mit Fibromyalgie haben Schlafprobleme und wachen morgens erschöpft auf, anstatt sich erfrischt zu fühlen. Auch wenn Fibromyalgie ein verbreitetes Leiden ist, ist ihre Ursache unbekannt.

Das Chronische Müdigkeitssyndrom ist auch eine nur wenig verstandene destabilisierende Unordnung, die viele ähnliche Symptome aufweist wie die Fibromyalgie. Dies können Schmerzen und Schlafprobleme sein, kognitive Schwierigkeiten sowie geistige und physische Erschöpfung.

Die folgende Tabelle beschreibt mögliche Risikofaktoren der Fibromyalgie und des chronischen Müdigkeitssyndroms, die Anatomie des Problembereichs und die körpereigenen Heilmechanismen. In dieser Tabelle sind die Informationen aufgelistet, die Sie sammeln sollten, bevor Sie Visualisierungen erstellen.

Tabelle zur Fibromyalgie und zum Chronischen Müdigkeitssyndrom

Was der Heilung bedarf	Fibromyalgie und Chronisches Müdigkeitssyndrom
Mögliche Ursachen oder Risikofaktoren	Trauma oder Verletzung, gestörte Schlafmuster, Infektion, Abnormalitäten im Nervensystem
Anatomie des Problembereichs	Gelenke, Muskeln, Bänder, Sehnen, Nervensystem
Symptome	Schwellung, Schmerzen, starke Müdigkeit
Körpereigene Heilmechanismen	▪ Schwellungen an den Gelenken entfernen ▪ Neurotransmitter reduzieren (Schmerzsignale) ▪ Serotoninniveau für den Schlaf erhöhen (siehe „Visualisierung für besseren Schlaf“)
Typische empfindliche Bereiche bei Fibromyalgie	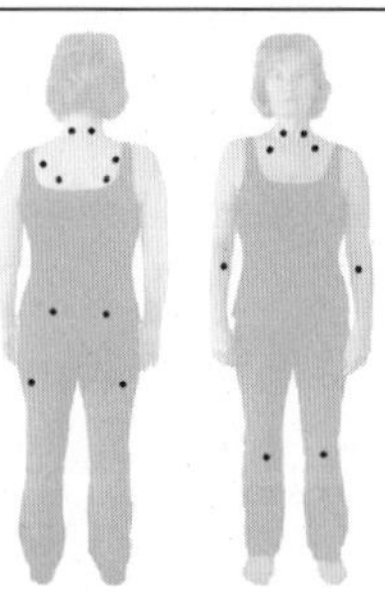

Die spezifische Visualisierung zur Förderung der Heilmechanismen bei Fibromyalgie und dem Chronischen Müdigkeitssyndrom umfasst 3 wichtige Problembereiche und daher hat die Heilung zum Ziel:

1. Schwellungen an den Gelenken zu entfernen
2. Schmerzen zu reduzieren und Muskeln und Gelenke zu entspannen
3. das natürliche Maß an biochemischen Substanzen des Körpers für den Schlaf anzuheben (siehe hierzu „Visualisierung für einen besseren Schlaf")

Schwellung (vier unterschiedliche Visualisierungen)

Nr. 1 – Entfernen von Flüssigkeit
Sie können zur Entfernung einer Schwellung in einem lokalisierten Bereich eine hilfreiche Visualisierung erstellen, indem Sie sich vorstellen, wie eine Nadel in den geschwollenen Bereich injiziert wird, z. B. in Ihr Sprunggelenk.

1. Stellen Sie sich vor, wie Sie eine leere Spritze in Ihr Gelenk injizieren. Ziehen Sie dann die Spritze auf und entfernen Sie alle unnötige Flüssigkeit aus Ihrem Gelenk.
2. Visualisieren Sie, wie Sie die Spritze füllen und ihren Inhalt in einem schwarzen Loch auflösen
3. Fühlen Sie vor Ihrem inneren Auge, wie die Schwellung zurückgeht.
4. Wiederholen Sie diesen Vorgang einige Male, bis Sie fühlen, dass die Flüssigkeit energetisch vollkommen entfernt ist.
5. Wissen Sie, dass Ihre Intentionen Ihre Heilung beeinflussen.

Nr. 2 – Entfernen von Flüssigkeit

1. Stellen Sie sich vor, wie Sie all die unnötige Flüssigkeit, die Ihr Gelenk umgibt, absaugen.
2. Visualisieren Sie, wie Sie den Staubsaugerbeutel damit füllen und die Flüssigkeit dann ins Universum schütten.
3. Wiederholen Sie diesen Vorgang einige Male, bis Sie fühlen, dass die Flüssigkeit energetisch vollkommen entfernt ist.
4. Fühlen Sie vor Ihrem inneren Auge, wie die Schwellung zurückgeht.
5. Wissen Sie, dass Ihre Intentionen Ihre Heilung beeinflussen.

Nr. 3 – Entfernen von Flüssigkeit

1. Stellen Sie sich vor, wie Sie ein saugfähiges Tuch verwenden, um die Flüssigkeit in Ihrem Gelenk aufzunehmen, wie Sie energetisch die Flüssigkeit so lange aufnehmen, bis das Tuch vollgesaugt ist.
2. Wringen Sie die Flüssigkeit heraus und entsorgen Sie sie, indem Sie beobachten, wie sie sich im Universum auflöst.
3. Fühlen Sie vor Ihrem inneren Auge, wie die Schwellung zurückgeht.
4. Wiederholen Sie diesen Vorgang einige Male, bis Sie fühlen, dass die gesamte Flüssigkeit energetisch vollkommen entfernt worden ist.
5. Wissen Sie, dass Ihre Intentionen Ihre Heilung beeinflussen.

Nr. 4 – Entfernen von Flüssigkeit
Verwenden Sie den körpereigenen Mechanismus, um unerwünschte Flüssigkeit zu eliminieren:

1. Jedes Mal, wenn Sie Abfallstoffe des Körpers durch Urin, Stuhlgang oder Schwitzen entsorgen, visualisieren Sie, wie das Übermaß an Flüssigkeit in Ihrem Gelenk aus Ihrem Körper eliminiert wird.
2. Fühlen Sie vor Ihrem geistigen Auge, wie die Schwellung zurückgeht.
3. Sehen Sie, wie dies regelmäßig geschieht, und machen Sie es sich zur Routine.
4. Wissen Sie, dass Ihre Intentionen Ihre Heilung beeinflussen.

Verwenden Sie jeweils immer eine dieser Visualisierungen oder kombinieren Sie sie miteinander. Sie werden sehr schnell ein Gefühl dafür bekommen, welche Visualisierungen am produktivsten für Sie sind – welche mit Ihnen in Resonanz sind. Ihre eigenen Erinnerungen sind die beste Quelle, um Ihre Visualisierungen anzupassen. Erschaffen Sie sich Visualisierungen, die nur für Sie eine Bedeutung haben.

Schmerzen

Schmerzsignale sind intensiv und chaotisch. Sie möchten die Impulse beruhigen. Denken Sie daran, dass jede Zelle im Wesentlichen ihre eigene Erinnerung hat, und durch Ihre Visualisierungen vermitteln Sie einfach jeder Zelle, die Erinnerung an den Schmerz loszulassen. Ein Schlüssel hierfür ist Muskelentspannung. Stellen Sie sich bei jeder Visualisierung vor, wie Sie Ihre Muskeln entspannen.

Grundlegende Schritte für eine Schmerzvisualisierung:

1. Sehen Sie den Bereich, in dem Sie Schmerzen haben
2. Atmen Sie Lichtenergie ein und strahlen Sie diese beruhigende Energie zur Quelle Ihrer Schmerzen.
3. Sehen Sie in Ihrem Geist, wie das Licht die Stärke des Nervenimpulses reduziert, bis es nur noch ein beruhigendes Kribbeln in dem zuvor schmerzenden Bereich gibt, das kontinuierlich abnimmt und verschwindet.

Eine andere Visualisierung könnte sein, mit Hilfe eines mit Kohlenstoff angereicherten Wassers das Schmerzsignal aufzulösen und loszulassen. Man kann auch einen Drehknopf verwenden, um die Intensität des Schmerzsignals zu reduzieren.

Verändern Sie Ihre Wahrnehmung des Schmerzes.
Benutzen Sie Ihre Kreativität.

Viele Visualisierungen in meiner DVD „Visualizations for Self-Empowerment“ können bei Schmerzen, einschließlich Fibromyalgie, eingesetzt werden. Ich empfehle Ihnen dringend, diese auch zu verwenden, da sie in diesem Buch nicht wiederholt werden. Die Visualisierungen mit der Lichtinjektion und mit dem leuchtenden Blitz sind beide sehr hilfreich, um Schmerzthemen anzugehen, und sie sind beide in der DVD enthalten.

Multiple Sklerose

Multiple Sklerose (MS) ist eine verbreite Krankheit des Gehirns und des Rückenmarks oder des Zentralen Nervensystems (ZNS). Nervenzellen sind verantwortlich für die Übermittlung von Kommunikationssignalen sowohl innerhalb des ZNS als auch zwischen dem ZNS und dem Rest des Körpers. MS verursacht Entzündungen, die Plaque oder Läsionen genannt werden, und in diesen Bereichen ist das die Nerven isolierende Material (Myelin) beschädigt.

Die folgende Tabelle beschreibt mögliche Risikofaktoren der Multiplen Sklerose, die Anatomie des Problembereichs, Symptome und die körpereigenen Heilmechanismen. In dieser Tabelle sind die Informationen aufgelistet, die Sie sammeln sollten, bevor Sie Ihre Visualisierungen für Multiple Sklerose erstellen.

Tabelle zur Multiplen Sklerose

Was der Heilung bedarf	Multiple Sklerose
Mögliche Ursachen oder Risikofaktoren	Unbekannte Ursache, doch Risikofaktoren können Viren sein, ein Trauma und Schwermetalle (Toxine).
Anatomie des Problembereichs	MS ist eine chronische, unberechenbare neurologische Erkrankung, die das Zentrale Nervensystem angreift, sowie auch das Gehirn, das Rückenmark und die Sehnerven. MS verursacht Schädigungen des Myelin, der die Nervenfasern umgebenden Fettsubstanz, die wie ein Isolator wirkt. Schädigungen des Myelin beeinträchtigen die Fähigkeit der Nerven, elektrische Impulse zum Gehirn hin und von dort wegzuleiten. Dadurch entstehen die Symptome der MS.
Symptome	Symptome können sich als Probleme in den visuellen, motorischen, koordinatorischen oder kognitiven Funktionen und Systemen zeigen sowie Probleme mit dem Gleichgewichtsorgan, dem Darm, der Blase oder den Geschlechtsorganen.
Körpereigene Heilmechanismen	MS ist ein Problem der elektrischen Isolierung. Der Stromkreislauf ist unterbrochen – daher wird das empfangene Signal verpasst oder es werden ungenaue Informationen empfangen. Ziel jeglicher Heilung ist die Remyelination.

Visualisierung für Remyelination

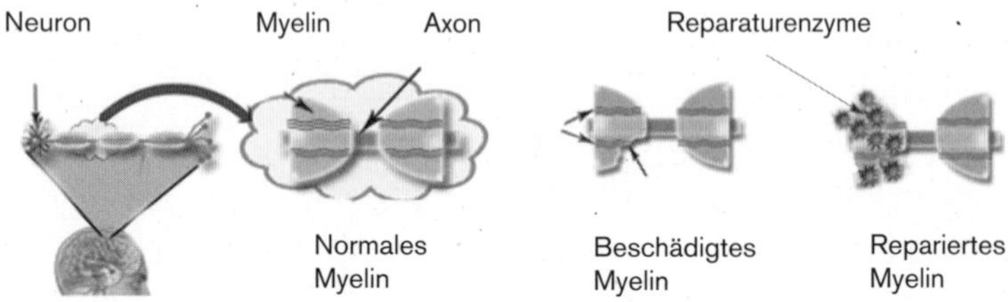

- Stellen Sie sich vor, Sie produzieren ein Enzym, das die Remyelination fördert, damit Ihre beschädigten Bereiche wieder hergestellt werden.
- Seien Sie kreativ: Visualisieren Sie lange Myelinstränge, die Sie zusammenknüpfen oder zusammennähen, um das beschädigte Myelin zu ersetzen.
- Stellen Sie sich vor, Sie stellen eine Hülse her, die Sie über diesen Bereich stülpen, vergleichbar damit, wie man ein Kabelbündel zusammenhält.
- Reparieren Sie das Myelin, indem Sie die beschädigten Bereiche mit Klebeband umhüllen.
- Stellen Sie sich eine Nervenzelle vor, die ungehindert von einer Nervenzelle zur nächsten wandert. Sehen Sie, wie das intakte Myelin dies ermöglicht.
- Sie haben die vollkommene Kontrolle über die von Ihrem Nervensystem zu allen andern Bereichen Ihres Körpers gesendeten Botschaften. Sehen Sie, wie dies mit der Genauigkeit eines Lasers abläuft.
- Alle Synapsen Ihres Gehirns „feuern". Sie senden intensive Energieimpulse Ihre Wirbelsäule hinunter, die sich bis in die

kleinsten Nervenenden hinein verästeln. Fühlen und sehen Sie, wie dies geschieht. Sie sind wieder verbunden und funktionieren einwandfrei.

- Wissen Sie, dass Ihre Intentionen Ihre Heilung beeinflussen.

Visualisierung eines leuchtenden Blitzes, verankert im Zentrum der Erde

Diese Visualisierung verbindet die Visualisierung des leuchtenden Blitzes aus der DVD mit der Verankerung Ihrer Energie im Zentrum der Erde mit Hilfe von Baumwurzeln. Visualisierungen mit leuchtenden Blitzen stimulieren Ihr Nervensystem, indem sie elektrische Energie zu jedem Teil Ihres Körpers senden. Viele Menschen mit MS haben Probleme mit dem Gleichgewicht und leiden unter Schwindelgefühlen. Die Verankerung dieser Energie im Zentrum der Erde verankert Ihre Füße, erschafft ein Gleichgewicht und einen stabileren Stand. Sie können diese Visualisierung im Stehen, Sitzen oder Liegen machen; stellen Sie einfach nur sicher, dass Sie die leuchtenden Blitze und sich selbst im Zentrum der Erde verwurzeln.

Verwenden Sie diese Visualisierung, um wieder physische Energie, Vitalität und Stärke zu erlangen. Ihr Nervensystem ist überlastet. Diese Visualisierung zwingt Ihren Körper dazu, sich neu zu booten und Ihren Gesundheitszustand wiederherzustellen.

- Stellen Sie sich vor, wie ein Blitz auf Ihren Kopf trifft.
- Ihr gesamtes Nervensystem leuchtet auf, wenn sich die elektrische Energie in Ihrem Körper ausbreitet.
- Intensive Energieimpulse bewegen sich Ihre Wirbelsäule hinunter und verästeln sich bis in die kleinsten Nervenenden hinein.

- Erden Sie die leuchtenden Blitze, indem Sie sie durch Ihre Fußsohlen bis zum Zentrum der Erde leiten. Seien Sie eine leuchtende Säule, leiten und kontrollieren Sie die Energie.
- Sehen Sie sich selbst, wie energetisiert und verwurzelt Sie in der Erde sind. Hierhin gehören Sie, also fühlen Sie sich wohl, während Sie hier ganz stabil und fest stehen.
- Verringern Sie nach und nach die Intensität des Leuchtens, wenn sich dieser Blitzsturm legt. Stellen Sie sich ein ruhiges Kräuseln vor, das von Ihrem gesamten Nervensystem ausgesendet wird, wenn Sie sich mit dem Zentrum der Erde verbinden.
- Üben Sie diese Visualisierung und verwenden Sie unterschiedliche Farben und Intensitäten. Um sie etwas abzuschwächen, versuchen Sie es z. B. mit rosafarbenen leuchtenden Blitzen, die sich sanft kräuseln, wenn sie sich mit all Ihren Nervenenden verbinden. Sehen Sie, wie die Impulse sich ungehindert bewegen.
- Fühlen Sie vor Ihrem geistigen Auge, dass Sie die Verbindung mit der leuchtenden Energie in Ihrem gesamten Körper kontrollieren. Fühlen Sie Kontrolle über und Trost und Vertrauen in Ihr Gleichgewicht und in Ihren Stand, während Sie Energie durch Ihre Füße hindurch im Zentrum der Erde verankern. Seien Sie verbunden.
- Wissen Sie, dass Ihre Intentionen Ihre Heilung beeinflussen.

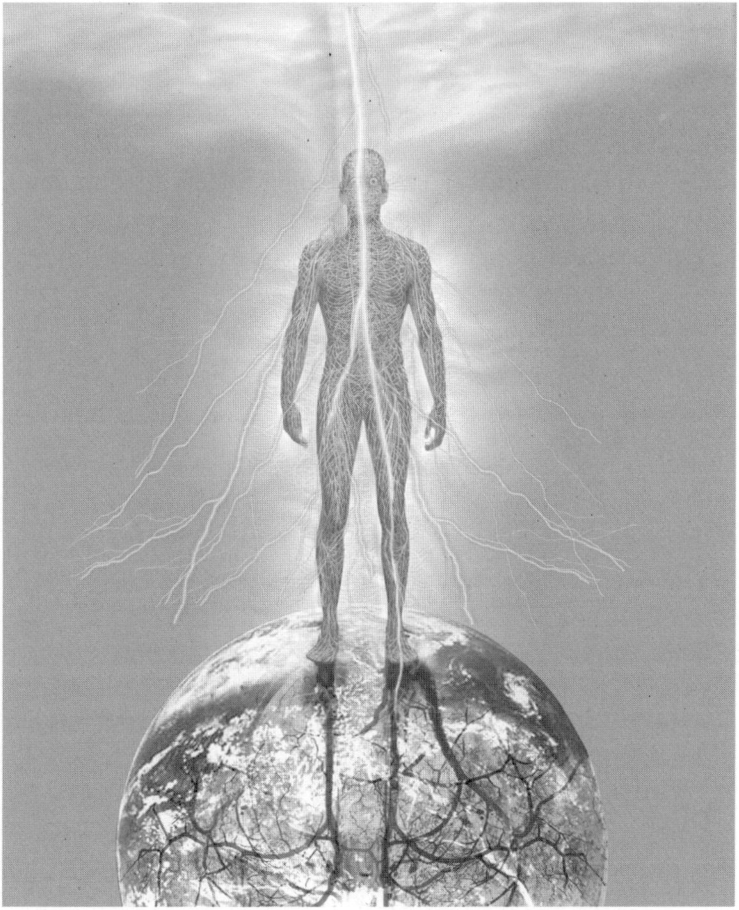

- *Sehen* Sie das intensive Licht des leuchtenden Blitzes
- *Fühlen* Sie die Energie, die durch Sie hindurchfließt, während Sie sich im Zentrum der Erde verankern.
- *Hören* Sie ihren Donner.
- *Riechen* und *schmecken* Sie ihre elektrische Ladung.
- *Lassen Sie es Wirklichkeit werden.*

Tinnitus

Tinnitus ist ein Ton oder ein Geräusch in einem oder in beiden Ohren, das nicht von außen kommt. Das Geräusch wird unterschiedlich beschrieben, einmal als ein Klingeln, ein Summen oder als ein Pfeifen. Es sind mehrere Ursachen für dessen Entstehung bekannt, wie in der nachstehenden Tafel ersichtlich.

Tinnitus-Tabelle

Was der Heilung bedarf	Die Bereiche, auf die wir unsere Visualisierung fokussieren, sind das Gleichgewichtsorgan, der Schneckengang und die Hörnerven.
Mögliche Ursachen oder Risikofaktoren	Tinnitus kann durch eine Ohrinfektion, extrem laute Geräusche, Verstopfung durch Ohrenschmalz oder ototoxische Chemikalien verursacht werden, aber auch durch Medikamente und andere Umstände.
Anatomie des Problembereichs	Variiert und muss von Ihnen untersucht werden
Symptome	Bei Tinnitus wird die Wahrnehmung eines Tones beschrieben, der keine erkennbare, damit einhergehende äußere Quelle hat.
Körpereigener Heilmechanismus	Kontrolle der überaktiven Neuronen im Ohr. Wiederherstellung der ordnungsgemäßen Funktion des Gleichgewichtsorgans, des Schneckengangs und der Hörnerven.

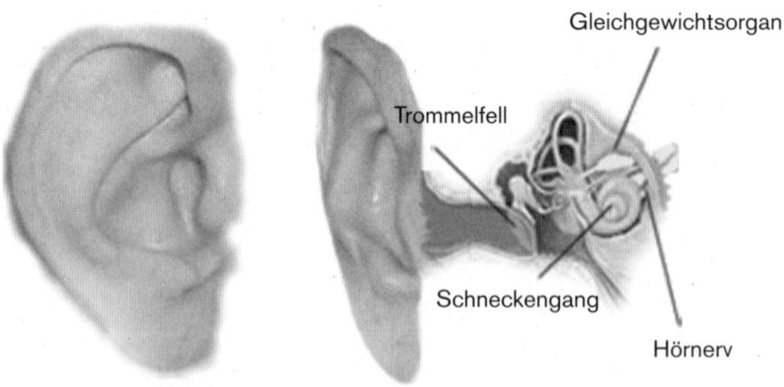

Tinnitus-Visualisierung

- Suchen Sie sich einen ruhigen Ort, um sich auf Ihre Visualisierungen zu fokussieren.
- Fokussieren Sie Ihren Geist auf die Stelle des Gleichgewichtsorgans, des Schneckengangs und des Hörnervs.
- Sehen Sie vor Ihrem inneren Auge ein beruhigendes Kräuseln, das sich entlang Ihres Hörnervs bewegt, wie in der obigen Zeichnung zu sehen.
- Visualisieren Sie, wie das gleiche beruhigende Kräuseln zu Ihrem Schneckengang gelangt.
- Sehen Sie, wie die Härchen im Schneckengang vollkommen ruhig sind und doch flexibel und fließend.
- Sehen Sie gleichzeitig den Hörnerv, wie er die Klangwelle leitet, und stellen Sie sich vor, wie Sie die Lautstärke des störenden Tones reduzieren und ihn allmählich zum Verstummen bringen.
- Wiederholen Sie diese Übung mehrere Male am Tag und notieren Sie sich die Veränderungen. Verwenden Sie eine Bewertungsskala, um Ihre Fortschritte zu beobachten. Auf einer Skala von 1 bis 10 bezeichnen Sie 10 als sehr laut und 1 als fast unhörbar. Stellen Sie den Ton leiser!
- Wissen Sie, dass Ihre Intentionen Ihre Heilung beeinflussen.

Diabetes

Diabetes beeinflusst den Körper dahin gehend, dass nicht ausreichend Insulin produziert oder es nicht ordnungsgemäß verwendet wird. Insulin ist ein Hormon, das für die Umwandlung von Zucker, Stärke und anderer Nahrung in Energie wesentlich ist. Insulin bringt den Zucker oder die Glukose vom Blut in die Zellen hinein. Auch wenn die Ursache für Diabetes unklar ist, so scheinen oft Risikofaktoren aufgrund der Lebensweise wie z. B. Fettleibigkeit oder Mangel an sportlicher Betätigung daran beteiligt zu sein, insbesondere bei Diabetes Typ II.

Bei Diabetes Typ I, früher bekannt als Jugenddiabetes, produziert der Körper nicht ausreichend Insulin. Das Ziel besteht darin, zu sehen, wie die Bauchspeicheldrüse sich selbst repariert, um zu einem gesunden, funktionierenden Organ zu werden, das genügend Insulin produziert. Das Hauptaugenmerk dieses Abschnittes liegt auf dem weiter verbreiteten Typ II, bei dem entweder der Körper zu wenig Insulin produziert oder Insulin unzureichend von den Zellen verarbeitet wird.

Bei Diabetes sammelt sich Glukose im Blut an, anstatt zu den Zellen transportiert zu werden. Dadurch fehlt es Ihren Zellen unverzüglich an Energie. Folgeschäden von Diabetes, die durch den hohen Anteil an Glukose im Blut hervorgerufen werden können, reichen von Herzerkrankungen über Blindheit bis hin zu Nerven- und Nierenschäden.

Diabetes Typ II Tabelle

Was der Heilung bedarf	Diabetes Typ II Der Zucker (Glukose), der normalerweise in Ihre Zellen gelangen sollte, sammelt sich in Ihrem Blut an. Dies geschieht, wenn Ihre Bauchspeicheldrüse nicht ausreichend Insulin produziert oder Ihre Zellen der Wirkung des Insulins gegenüber resistent werden.
Mögliche Ursachen oder Risikofaktoren	Sie sind ungewiss, obwohl übermäßiges Fett, insbesondere Bauchfett und Inaktivität wichtige Risikofaktoren zu sein scheinen.
Anatomie des Problembereichs	Diabetes Typ II, vormals bekannt als Altersdiabetes oder nicht insulinabhängige Diabetes, ist ein chronischer Zustand, der Einfluss darauf nimmt, wie Ihr Körper Zucker verstoffwechselt (Glukose), die Hauptenergiequelle Ihres Körpers. Diabetes Typ II lässt sich oft verhindern, doch diese Erkrankung nimmt zu, hauptsächlich aufgrund der gegenwärtigen vermehrten Zunahme von Fettleibigkeit und mangelnder sportlicher Betätigung.
Symptome	Müdigkeit, häufiger Harndrang, ungewöhnliches Durstgefühl
Körpereigener Heilmechanismus	Produzieren und Erkennen von Insulin zur ordnungsgemäßen Verwendung im Körper

Diabetes-Visualisierung

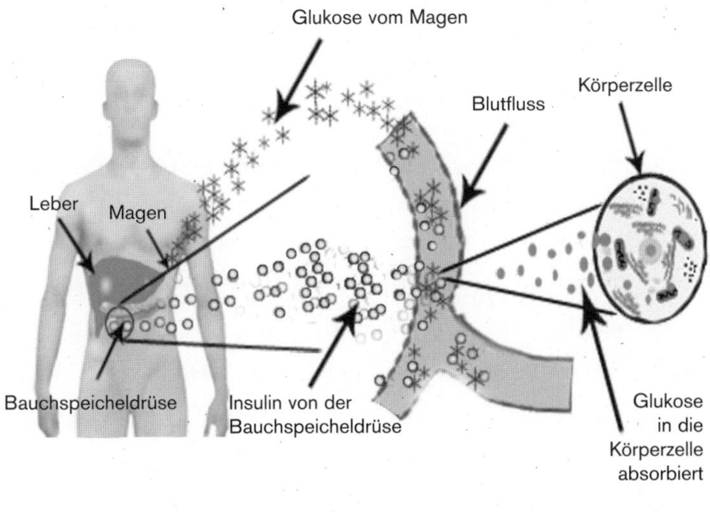

1. Suchen Sie sich einen ruhigen Ort, um sich auf Ihre Visualisierungen zu fokussieren.
2. Fokussieren Sie Ihren Geist auf die Stelle der Bauchspeicheldrüse, an der Insulin produziert wird.
3. Vor Ihrem inneren Auge visualisieren Sie, wie Insulin hergestellt und von Ihrem Körper erkannt wird.
4. Sehen Sie, wie das Insulin in Ihrem Blut Zucker anzieht. Insulin und Zucker heften sich aneinander und durchdringen die Zellmembran. Somit gelangt diese Energie in Ihre Zellen.

Passen Sie nun Ihre eigenen Visualisierungen an:

- Sehen Sie diese Energie als Licht, das all Ihre Zellen erleuchtet.
- Strahlen Sie das Licht von Ihren Zellen hinaus, senden Sie eine sich ruhig dahinfließende Energie hinaus, die Ihren gesamten Körper durchströmt.
- Fühlen und sehen Sie Ihre neu gefundene Energie, wenn Ihr Körper mit frischer Energie versorgt wird und in diesem Licht badet.
- Fokussieren Sie sich auf eine einzelne Zelle und projizieren Sie dieses Bild vor sich. Visualisieren Sie diesen Prozess bei einer Zelle. Fokussieren Sie sich darauf, dann zu wissen, dass dies in all Ihren Körperzellen gleichzeitig stattfindet.
- Verändern Sie Ihre Visualisierungen, indem Sie sich Insulin als ein Metall vorstellen, das den Zucker magnetisch anzieht – oder als einen Klettbelag, der sich an das Gewebe anheftet. Seien Sie kreativ.

- Wiederholen Sie diese Übung häufig am Tag und zeichnen Sie Ihre Veränderungen auf. Verwenden Sie eine Bewertungsskala, um Ihre Fortschritte zu überwachen.
- Wissen Sie, dass Ihre Intentionen Ihre Heilung beeinflussen.

Regulierung der Biochemikalien im Körper

In jedem Zellkern unserer Körperzellen befindet sich DNA. Durch die von ihr ausgehenden Informationen werden Proteine und Enzyme gebildet, die all unsere Körperfunktionen unterstützen.

Die Blutuntersuchungen bei sehr vielen Menschen ergeben, dass eine Biochemikalie im Körper entweder oberhalb oder unterhalb des Normwertes liegt. Die Vorsilbe „hypo" bedeutet *weniger als,* was aus medizinischer Sicht auf biochemischer Ebene einen Mangel bedeutet. Beispiele hierfür sind: niedrige Schilddrüsenwerte oder Schilddrüsenunterfunktion und niedrige Glukosewerte oder Unterzucker (Hypoglykämie). Dies macht für gewöhnlich einen höheren Ausstoß von Biochemikalien erforderlich oder mit anderen Worten eine Hochregulation, um das „normale" Niveau zu erreichen.

Die Vorsilbe „hyper" bedeutet *mehr als,* da es einen Überschuss einer bestimmten, im Körper produzierten Biochemikalie gibt. Beispiele hierfür sind: hohe Schilddrüsenwerte oder Schilddrüsenüberfunktion und hohe Glukosewerte oder Hyperglykämie. Dies macht für gewöhnlich eine Reduzierung des Ausstoßes von Biochemikalien erforderlich oder mit anderen Worten eine Hemmung/Herunterregulierung, um das „normale" Niveau zu erreichen.

Die folgenden Schaubilder und Visualisierungen können Sie bei Ihrem Heilungsprozess unterstützen.

Tabelle zur Hochregulation der Biochemikalien

Was der Heilung bedarf	Unterfunktionen: Der Körper benötigt für gewöhnlich eine Stimulierung, um das biochemische Niveau zu erhöhen.
Mögliche Ursachen oder Risikofaktoren	Variiert, abhängig vom Zustand und der involvierten Drüse. In vielen Fällen produziert die Drüse einfach weniger.
Anatomie des Problembereichs	Variiert und muss von Ihnen erforscht werden. Die Hypophyse, der Hypothalamus und die Zirbeldrüse sind wichtige biochemische Fabriken im Körper.
Symptome	Symptome variieren, da es viele Umstände gibt, die unter die Rubrik „hypo" fallen. Ihr Arzt kann Sie am besten hinsichtlich der notwendigen Tests beraten.
Körpereigene Heilmechanismen	Der Körper muss der Drüse signalisieren, mehr der fehlenden Biochemikalie zu produzieren. Auf genetischer Ebene spielt die DNA eine Hauptrolle in der Produktion von Proteinen und Enzymen, die für die Drüsen erforderlich sind, damit sie die richtigen Mengen an Biochemikalien im Körper produzieren.

Genetische Visualisierung zur Steigerung chemischer Prozesse

Steigerung (Hochregulation) des chemischen Prozesses

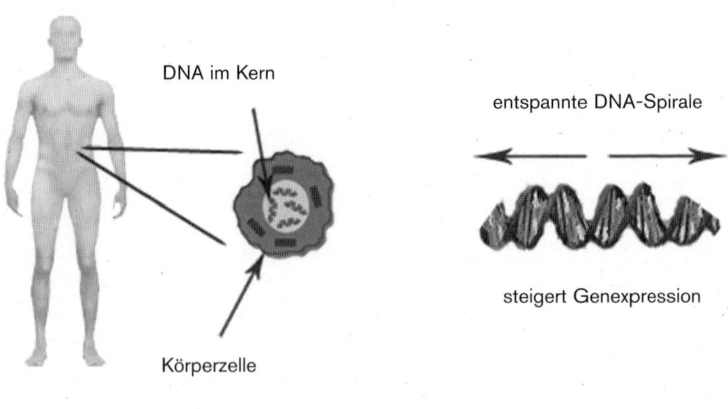

1. Fokussieren Sie sich in Ihrem Geist auf die Drüse oder die betroffene Körperregion.
2. Sehen Sie vor Ihrem inneren Auge, wie sich die DNA in den Zellen entspannt, wie in obiger Zeichnung dargestellt.
3. Sehen Sie, wie aufgrund der entspannten DNA mehr Proteine produziert werden, die die Drüse oder die Körperregion, an der gearbeitet werden soll, stimulieren.
4. Fokussieren Sie sich auf einen einzelnen DNA-Strang und projizieren Sie dieses Bild vor sich. Visualisieren Sie den Prozess, der bei einem DNA-Strang stattfindet. Fokussieren Sie sich dann darauf, zu wissen, dass dies bei allen DNA-Strängen in Ihrem Körper gleichzeitig stattfindet.

Passen Sie dann Ihre eigenen Visualisierungen an:

- Visualisieren Sie beruhigende Energieimpulse, die sich durch die Drüse bewegen. Dadurch wird Ihr Immunsystem stimuliert, damit es sich wirkungsvoller fokussieren kann.
- Visualisieren Sie eine stärkere Immunpräsenz in dem Bereich und, noch wichtiger, sehen Sie, wie Ihr Immunsystem das Problem deutlicher erkennt.
- Wissen Sie, dass Ihre Intentionen Ihre Heilung beeinflussen.

Tabelle zur biochemischen Herunterregulierung

Was der Heilung bedarf	„Hyper-"Zustände: Das biochemische Niveau im Körper muss für gewöhnlich reduziert werden.
Mögliche Ursachen oder Risikofaktoren	Variiert, abhängig vom Zustand und welche Drüse involviert ist. In vielen Fällen produziert die Drüse einfach zu viel und erhöht das notwendige Niveau.
Anatomie des Problembereichs	Variiert und muss von Ihnen untersucht werden. Die Hypophyse, der Hypothalamus und die Zirbeldrüse sind wichtige biochemische Fabriken im Körper.
Symptome	Symptome variieren, da es viele Umstände gibt, die unter die Rubrik „hyper" fallen. Ihr Arzt kann Sie am besten hinsichtlich der erforderlichen Tests beraten.
Körpereigene Heilmechanismen	Der Körper muss der Drüse signalisieren, weniger der überschüssigen Biochemikalie zu produzieren. Auf genetischer Ebene spielt die DNA eine Hauptrolle bei der Produktion von Proteinen und Enzymen, die für die Drüsen erforderlich sind, um die richtigen Mengen an Biochemikalien im Körper zu produzieren.

Genetische Visualisierung zur Reduzierung chemischer Prozesse

Reduzierung (Herunterregulierung) chemischer Prozesse

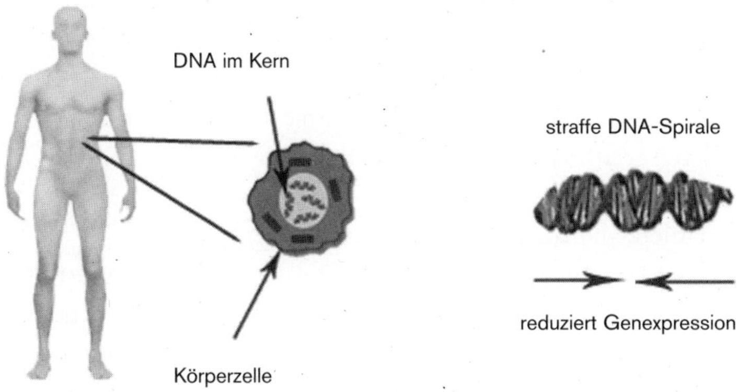

1. Fokussieren Sie sich im Geiste auf die Drüse oder die betroffene Körperregion.
2. Sehen Sie vor Ihrem inneren Auge, wie sich die Spirale der DNA in den Zellen strafft, wie auf obiger Zeichnung zu sehen.
3. Wissen Sie, dass dann, wenn die DNA straff aufgewickelt ist, weniger Proteine produziert werden, und dies im Gegenzug zu einer geringeren Produktion von Biochemikalien führt.
4. Fokussieren Sie sich auf einen einzelnen DNA-Strang und projizieren Sie dieses Bild vor sich. Visualisieren Sie diesen Prozess, wie er in einem DNA-Strang stattfindet. Fokussieren Sie sich dann darauf, zu wissen, dass dies in allen DNA-Strängen Ihres Körpers gleichzeitig stattfindet.
5. Wissen Sie, dass Ihre Intentionen Ihre Heilung beeinflussen.

Krebs

Krebs ist ein unkontrolliertes Wachstum einer Gruppe von Zellen, die in andere Bereiche des Körpers eindringen und sich dort ausbreiten können. Es wird vermutet, dass jeder Mensch Krebszellen in seinem Körper hat. Wenn Ihr Immunsystem einwandfrei funktioniert, dann ist Ihr Körper in der Lage, diese Zellen daran zu hindern, Tumore zu bilden. Aus diesem Grund ist es wichtig, dass Ihr Immunsystem optimal funktioniert. Die äußeren Einflüsse, wie z. B. Ernährung und Sport und Ihre internen Einflüsse, wie Sie z. B. auf Stress reagieren, sind alles Variablen, die Ihrer Kontrolle unterliegen.

Die nachfolgende Tabelle zeigt mögliche Risikofaktoren für Krebs, die Anatomie des Problembereichs und die körpereigenen Heilmechanismen. In dieser Tabelle sind die Informationen aufgelistet, die Sie sammeln sollten, bevor Sie Ihre Visualisierungen für irgendeine Form von Krebs beginnen. Konsultieren Sie Ihren Arzt, denn Früherkennung ist wichtig. Wie immer können alle Visualisierungen in Verbindung mit allen ärztlichen Behandlungen verwendet werden.

Allgemeine Krebstabelle

Mögliche Ursachen oder Risikofaktoren	Stress, Ernährung, Lebensgewohnheiten (z. B. Rauchen), Mangel an sportlicher Betätigung, Umwelt
Anatomie des Problembereichs	Krebs kann überall im Körper entstehen. Die Zellen erkranken, teilen sich weiterhin und bilden schneller neue Zellen als normale Zellen.
Körpereigene Heilmechanismen	Das Immunsystem ist das Kontrollzentrum der Verteidigungssysteme unseres Körpers. Im Falle einer Störung (z. B. Krebs) im Körper produziert unser Immunsystem eine Kaskade biochemischer Aktivitäten, um gegen den Krebs anzugehen.

Im Folgenden finden Sie allgemeine Visualisierungen, die für alle Arten von Krebs verwendet werden können. Sie können in beliebiger Reihenfolge und beliebiger Kombination eingesetzt werden:

I Auswringen des Tumors

Dr. Edgar Mitchell, Apollo-Astronaut und IONS-Wissenschaftler, setzte diese Visualisierung zusammen mit Fernheilung erfolgreich bei einem gefährlichen Tumor in seinen Nieren ein, der nicht mehr länger vorhanden ist.

1. Visualisieren Sie, wie Sie den Tumor auswringen, um alle vaskulären Verbindungen auszutrocknen, die dem Tumor Blut liefern.
2. Jedes Mal, wenn Sie diese Visualisierung durchführen, sehen Sie, wie der Tumor kleiner wird und der Krebs abstirbt.
3. Sehen und wissen Sie in Ihrem Geist, dass diese Visualisierung Ihren Körper ermutigt, wirkungsvoller dieses Problem zu beseitigen.
4. Wissen Sie, dass Ihre Intentionen Ihre Heilung beeinflussen

II Isolieren des Tumors

Krebszellen können sich von einem Tumor lösen und durch das Blut oder das lymphatische System wandern. Es ist hilfreich, Visualisierungen zu verwenden, um die Kommunikation innerhalb des Tumors zu unterbrechen, denn die Krebszellen geben die Botschaft an alle Zellen im Tumor weiter, wie bei einem Dominoeffekt. Ihr Ziel ist es, Desorganisation und

Disharmonie innerhalb der Tumorzellen herzustellen, damit die Kommunikation zwischen den Zellen zusammenbricht.

1. Visualisieren Sie den Bereich des Primärtumors, z. B. Brust, Lunge etc.
2. Bringen Sie Ihre fokussierte Intention zu diesem Bereich.
3. Mit dem Einatmen atmen Sie heilende Energie in den von Ihnen fokussierten Bereich ein.
4. Umgeben Sie den Tumor mit einer harten, undurchdringlichen Schale, die auf wirkungsvolle Weise die Kommunikation zwischen dem Tumor und dem ihn umgebenden Gewebe unterbricht.
5. Sehen Sie, wie der Primärtumor nicht in der Lage ist, mit anderen potentiellen Krebszellen zu kommunizieren, denn Sie haben das Kommunikationssystem des Krebses lahmgelegt.
6. Visualisieren und sehen Sie, wie der Tumor abstirbt, da er nicht in der Lage ist, wirkungsvoll zu kommunizieren.
7. Wissen Sie, dass Ihre Intentionen Ihre Heilung beeinflussen

III Auf zellulärer Ebene

1. Fokussieren Sie sich in Ihrem Geist auf den Bereich des Krebses.
2. Sehen Sie vor Ihrem inneren Auge, wie jede Zelle Ihres Körpers eine Chemikalie freisetzt, die den Tumor umgibt.
3. Wissen Sie, dass diese Chemikalie eine Vielzahl von weißen Blutkörperchen einschließlich Killer-T-Zellen und Makrophagen in dem Bereich des Tumors anzieht (wie ein Magnet).

4. Die Killer-T-Zellen setzen lokal Toxine in sehr hohen Konzentrationen frei, die die Krebszellen töten.
5. Sehen Sie, wie die Makrophagen die toten Krebszellen auffressen.
6. Wissen Sie, dass Ihre Intentionen Ihre Heilung beeinflussen

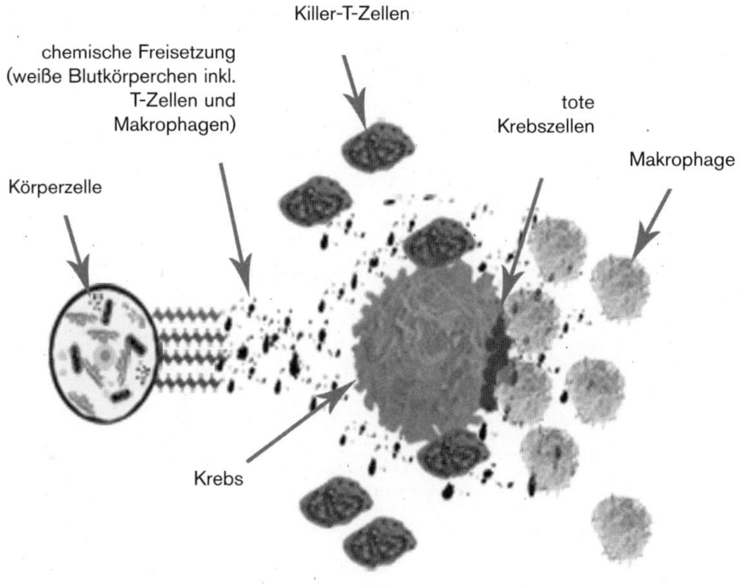

IV Unterbrechen der Blutzufuhr

1. Fokussieren Sie sich auf den Bereich des Krebses.
2. Sehen Sie vor Ihrem inneren Auge rasiermesserscharfe Proteine, die zu dem Bereich des Tumors hingezogen werden, so wie Eisenspäne zu einem Magneten.

3. Sehen Sie, wie diese rasiermesserscharfen Proteine sich an jedes den Tumor versorgende Blutgefäß heften und im Grunde genommen die Blutzufuhr des Tumors unterbrechen.
4. Visualisieren Sie, wie der Tumor schrumpft und abstirbt, denn er verhungert ohne Nahrung.
5. Wissen Sie, dass Ihre Intentionen Ihre Heilung beeinflussen

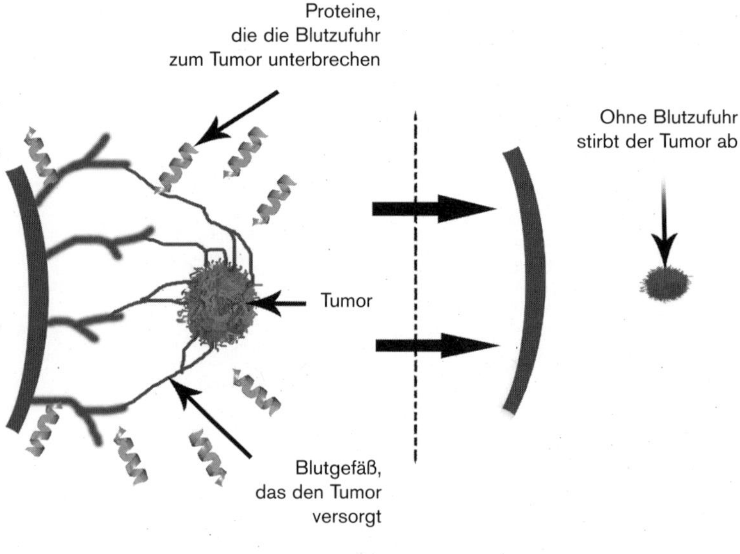

Viele Visualisierungen auf der DVD *Visualizations for Self-Empowerment* können bei Krebs eingesetzt werden. Ich empfehle Ihnen, diese Visualisierungen noch einmal durchzugehen, denn sie werden in diesem Arbeitsbuch nicht wiederholt. Feuervisualisierung, Visualisierungen intelligenter Energiepakete (SEP – smart energy packets), Visualisierungen von Explosionen und weißen Blutkörperchen sind sehr hilfreich, um Krebsthemen anzugehen. Sie sind alle auf der DVD zu finden.

Spezifische Krebsarten

Wenn Sie einen spezifischen Krebs haben, ist es hilfreich, sich eine Informationstabelle zu erstellen. Die folgenden Beispiele zeigen, wie dieses Schaubild für alle Probleme eingesetzt werden kann. Viele der Visualisierungstechniken können bei jeder Form von Krebs verwendet werden. Denken Sie daran, dass Sie Ihre eigenen persönlichen Lebenserfahrungen und Erinnerungen dazu verwenden sollten, damit es für Sie leichter ist, Ihre spezifischen Visualisierungen anzupassen. Dadurch erhalten die Visualisierungen eine größere Bedeutung und eine für Sie positive emotionale Wirkung.

Die am weitesten verbreitete Krebsform bei Erwachsenen ist Hautkrebs. Brust-, Lungen-, Bauchspeicheldrüsen-, Prostata- und Dickdarmkrebs werden in diesem Kapitel ebenfalls angesprochen.

1 Tabelle zu Brustkrebs

Mögliche Ursachen oder Risikofaktoren	▪ Ernährung: erhöhtes Risiko bei hoher Aufnahme von Fett in der Nahrung ▪ Rauchen erhöht das Risiko für Brustkrebs ▪ Sport reduziert das Risiko, Brustkrebs zu entwickeln ▪ Alkohol: Exzessiver Konsum erhöht das Risiko, Brustkrebs zu entwickeln
Anatomie des Problembereichs	Das Brustgewebe erstreckt sich von direkt unterhalb des Schlüsselbeins bis zur 7. Rippe und vom Brustbein bis zum Bereich des Unterarms, einschließlich der ca. 20 Gänge
Symptome	Kann einen Knoten in der Brust beinhalten, Veränderungen in der Größe und der Form der Brust oder der Brustwarze, Absonderungen aus der Brustwarze
Körpereigene Heilmechanismen	Wie bei jeder Form von Krebs ist es wichtig, Ihren Körper dazu zu bewegen, diesen Bereich als ein Problem zu erkennen, das Ihre Aufmerksamkeit und Ihren Fokus benötigt. Erstellen Sie spezifischere Visualisierungen unter Verwendung der zuvor genannten Vorschläge.
	Brust 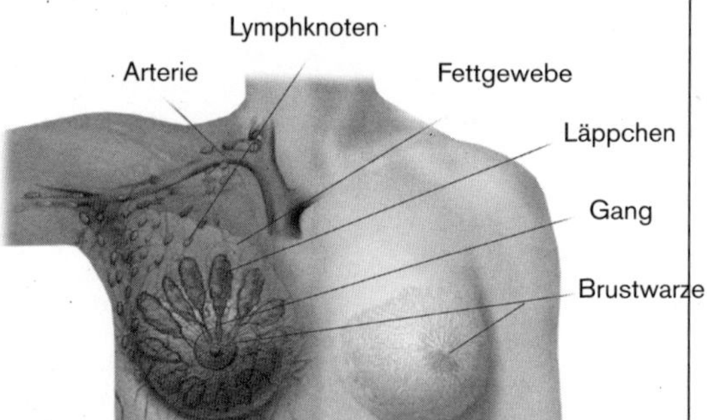

2 Tabelle zu Lungenkrebs

Mögliche Ursachen oder Risikofaktoren	▪ Rauchen ▪ Übermäßige Bestrahlung durch Radon ▪ Luftverschmutzung: übermäßige Einwirkung von Asbest, Farbe, Dieselabgase, Herbiziden und Insektiziden
Anatomie des Problembereichs	Die Lungen sind ein Paar konusförmiger Organe, die sich durch die Atmung ausdehnen und sich zusammenziehen, wenn sie Sauerstoff aus der Luft aufnehmen. Jede Zelle benötigt für ihre normalen Funktionen Sauerstoff. Die Lungen, angesiedelt in der Brust, sind aus einem schwammartigen, pink-grauen Gewebe und sind umhüllt von einer Membran, die Pleura genannt wird.
Symptome	Können chronischen Husten beinhalten, blutigen Schleim beim Husten, Kurzatmigkeit oder Schmerzen beim Atmen.
Körpereigene Heilmechanismen	Wie bei jeder Form von Krebs ist es wichtig, Ihren Körper dazu zu bewegen, diesen Bereich als ein Problem zu erkennen, das Ihre Aufmerksamkeit und Ihren Fokus benötigt. Erstellen Sie spezifischere Visualisierungen unter Verwendung der zuvor genannten Konzepte.
	Lunge 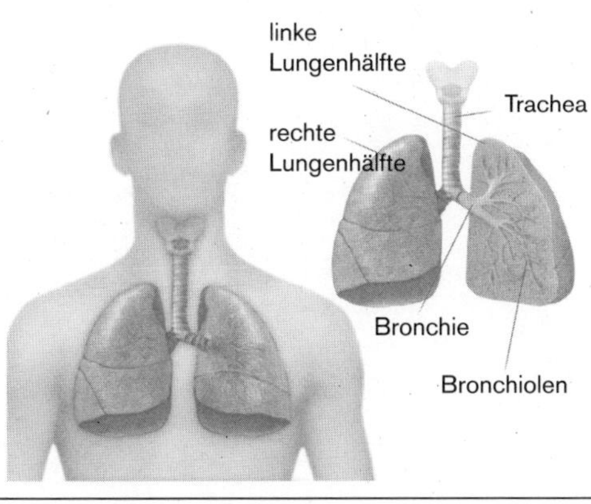

3 Tabelle zu Hautkrebs

Mögliche Ursachen oder Risikofaktoren	▪ Übermäßige Einstrahlung von Sonnenlicht ▪ Übermäßige Bestrahlung in Sonnenstudios
Anatomie des Problembereichs	Hautkrebs ist ein bösartiges Wachstum der Haut. Es ist die am häufigsten verbreitete und die am besten heilbare Krebsart. Der helle Hautkrebs ist am weitesten verbreitet und ist sehr gut behandelbar. Die am wenigsten verbreitete Form ist das Melanom. Dies sollte man ernster nehmen.
Symptome	Kann ein juckender Fleck oder eine juckende Wunde beinhalten, die sich in Farbe oder Größe verändert, die schmerzt, blutet, langsam oder gar nicht heilt.
Körpereigene Heilmechanismen	Wie bei jeder Form von Krebs ist es wichtig, Ihren Körper dazu zu bewegen, diesen Bereich als ein Problem zu erkennen, das Ihre Aufmerksamkeit und Ihren Fokus benötigt. Erstellen Sie spezifischere Visualisierungen unter Verwendung der zuvor genannten Konzepte.
	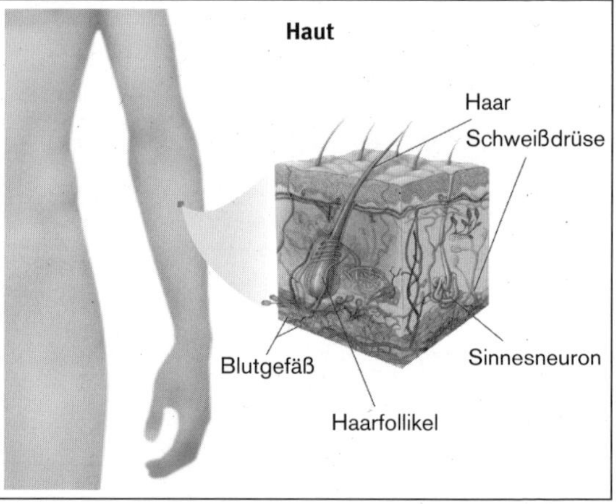

4 Tabelle zu Bauchspeicheldrüsenkrebs

Mögliche Ursachen oder Risikofaktoren	▪ Gegenwärtig bestehen Kontroversen über die Ursachen von Bauchspeicheldrüsenkrebs ▪ Rauchen erhöht das Risiko von Bauchspeicheldrüsenkrebs ▪ Ernährung: erhöhtes Risiko durch hohen Konsum von Fleisch, Fett und Alkohol ▪ Umwelt: erhöhtes Risiko bei einer Einwirkung bestimmter Chemikalien über einen längeren Zeitraum wie Mineralölerzeugnisse und einige Insektizide
Anatomie des Problembereichs	Die Bauchspeicheldrüse ist ein Organ im Verdauungssystem, das wichtige Verdauungsenzyme und Hormone freisetzt, einschließlich Insulin.
Symptome	Kann Rückenschmerzen beinhalten, Gelbsucht, Unwohlsein im Magenbereich
Körpereigene Heilmechanismen	Wie bei jeder Form von Krebs ist es wichtig, Ihren Körper dazu zu bewegen, diesen Bereich als ein Problem zu erkennen, das Ihre Aufmerksamkeit und Ihren Fokus benötigt. Erstellen Sie spezifischere Visualisierungen unter Verwendung der zuvor genannten Konzepte.
	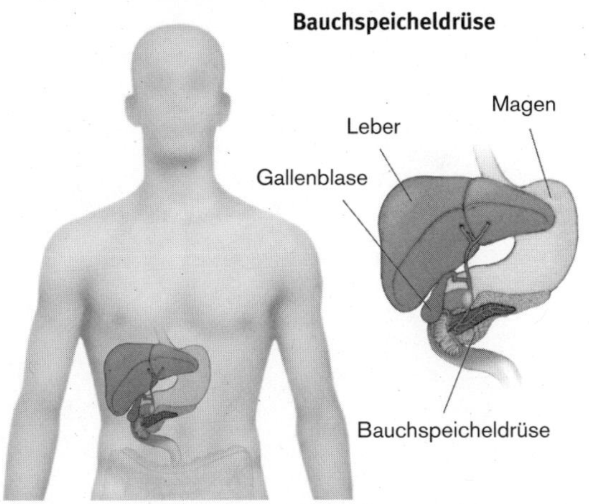

5 Tabelle zu Prostatakrebs

Mögliche Ursachen oder Risikofaktoren	▪ Ernährung: Cholesterol im Blut kann das Wachstum von Prostatatumoren beschleunigen („Journal of Clinical Investigation", 1. April 2004) ▪ Bei Männern über 50 besteht ein Risiko, an Prostatakrebs zu erkranken, das Risiko nimmt mit zunehmendem Alter zu. ▪ Es gibt eine Anzahl anderer kontrovers diskutierter Ursachen, die derzeit untersucht werden
Anatomie des Problembereichs	Die Prostata ist eine kleine Drüse, die die Harnröhre umgibt, und ist bei Männern unterhalb der Blase angesiedelt. Sie produziert Samenflüssigkeit und kann den Urinfluss beeinflussen.
Symptome	Schwierigkeiten oder Schmerzen beim Urinieren oder häufiges Urinieren. Der Urin oder das Sperma können Blut enthalten.
Körpereigene Heilmechanismen	Wie bei jeder Form von Krebs ist es wichtig, Ihren Körper dazu zu bewegen, diesen Bereich als ein Problem zu erkennen, das Ihre Aufmerksamkeit und Ihren Fokus benötigt. Erstellen Sie spezifischere Visualisierungen unter Verwendung der zuvor genannten Konzepte.
	Prostata 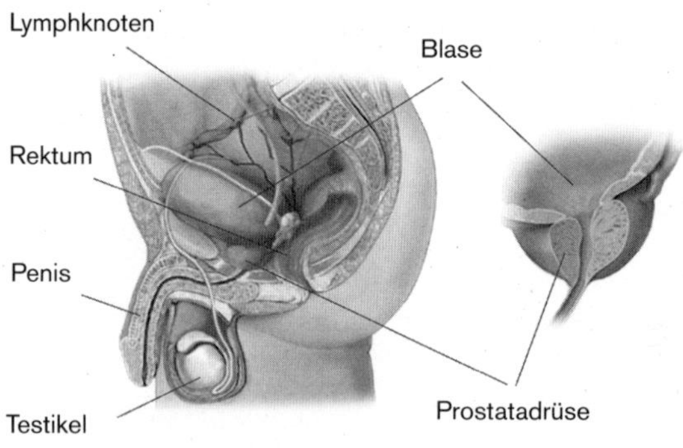

6 Tabelle zu Dickdarmkrebs

Mögliche Ursachen oder Risikofaktoren	▪ Stress ▪ Ernährung ▪ Lebensgewohnheiten (z. B. Rauchen) ▪ Mangel an sportlicher Betätigung ▪ Umwelt
Anatomie des Problembereichs	Der Colon oder Dickdarm entzieht dem Kot Wasser und Salz. Er besteht aus dem aufsteigenden, dem quer verlaufenden, dem absteigenden Darm und dem Colon Sigmoideum (Sigma).
Symptome	Kann rektale Blutungen beinhalten, Verstopfung, Bauchauftreibung, Übelkeit, Erbrechen
Körpereigene Heilmechanismen	Wie bei jeder Form von Krebs ist es wichtig, Ihren Körper dazu zu bewegen, diesen Bereich als ein Problem zu erkennen, das Ihre Aufmerksamkeit und Ihren Fokus benötigt. Erstellen Sie spezifischere Visualisierungen unter Verwendung der zuvor genannten Konzepte.
	Dickdarmkrebs 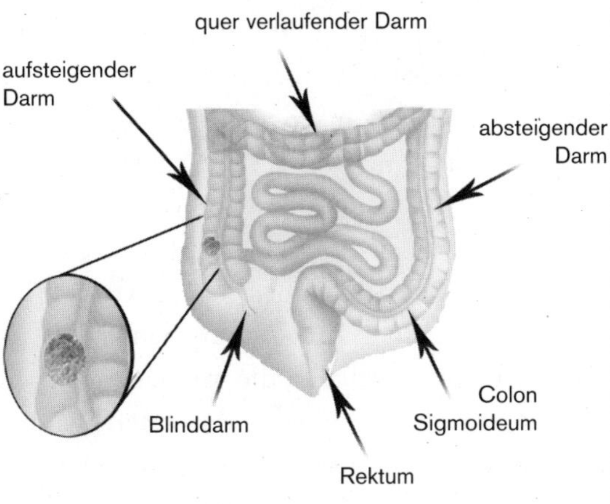

Visualisieren Sie die neuesten Forschungen

An fast jedem Tag gibt es Nachrichten über einen Durchbruch in der Krebsforschung. Man liest von vielen interessanten Studien. Sie bewerben sich vielleicht sogar darum, an einer Studie teilzunehmen. Doch wenn Sie nicht ausgewählt worden sind, sollten Sie nicht enttäuscht sein, sondern visualisieren Sie, dass Sie Teil der Studie sind. Sehen Sie vor Ihrem inneren Auge, wie Sie an irgendeiner bahnbrechenden Forschung beteiligt sind, die Ihre Aufmerksamkeit fesselt. Lassen Sie sich davon anstecken, mit der neuesten Forschung Schritt halten zu können und nehmen Sie auf Ihre eigene Weise daran teil.

Mit dem folgenden Beispiel kann ich Ihnen ganz einfach dieses Konzept der „imaginären" Teilnahme an einer Studie erklären. Vor Kurzem gab es eine bedeutende Network Press über die „Kanzius Maschine" (CBS Nachrichten - „The Kanzius-Machine: A Cancer Cure?" April 2008). Im Grunde genommen ist dies eine Maschine, die mit Hilfe von Radiowellen Krebszellen abtötet. Sie basiert auf der Tatsache, dass Metall sich aufheizt, wenn es Radiowellen ausgesetzt ist. Die Herausforderung besteht darin, eine metallische Substanz genau an der Stelle zu injizieren, an der sich der Tumor befindet, und sicherzustellen, dass das Metall sicher wieder aus dem Bereich entfernt werden kann, nachdem der Krebs zerstört worden ist.

Die Forschung untersucht gegenwärtig den Einsatz von metallischen Nanopartikeln, die, wenn sie durch Radiowellen erhitzt werden, effektiv Krebszellen zerstören. Wenn diese Nanopartikel direkt in den Tumor injiziert werden, beginnen die Zellen auseinanderzufallen, da sich der Zellzwischenraum vergrößert. Krebszellen in der Zielregion sterben ab und es scheint so, als würde das umgebende Gewebe keinerlei Schaden erleiden.

Versuche mit Menschen sind erst in 4 Jahren zu erwarten, doch Sie haben die Fähigkeit, dies jetzt schon zu visualisieren!

Visualisierung mit Radiowellen

1. Fokussieren Sie sich in Ihrem Geist auf die Stelle, an der sich der Tumor befindet.
2. Visualisieren Sie, wie metallische Nanopartikel direkt in den Tumor injiziert werden und wie diese von jeder Zelle des Tumors angezogen werden.
3. Wissen Sie, dass diese metallischen Nanopartikel von den Tumorzellen angezogen werden und sich wie Magnete daran festheften.
4. Erzeugen Sie die auf den Tumor gerichteten imaginären Radiowellen.
5. Sehen Sie vor Ihrem inneren Auge, wie die Tumorzellen die Hitze aufnehmen, bis sie sterben.
6. Sobald alle Krebszellen tot sind, sehen Sie, wie sie sich auflösen, so dass es in diesem Bereich keinen Nachweis mehr von irgendeinem Krebs gibt.
7. Wissen Sie, dass Ihre Intentionen Ihre Heilung beeinflussen.

Verbesserte Techniken für Visualisierungen

Überprüfen Sie die folgenden Techniken aus meinen früheren Büchern, mit deren Hilfe Sie all Ihre Visualisierungen unterstützen können. In dem Buch *Dreamhealer 2 – Guide to Self-Empowerment* (dt.: *Selbstheilung durch Visualisierung.* Arbor 2009) gibt es Übungen zur Erhöhung Ihrer Sensibilität subtilen Energien gegenüber, einschließlich des Sehens und Fühlens von Energie. Mein drittes Buch *Der Pfad des Dreamhealers* (dt.: *Der Weg der Quantenheilung.* Arbor 2009) enthält Einzelheiten über die Technik, Ihre Energie zu verbinden und mit Ihren Zellen zu kommunizieren, damit sie alle in einer gleichen Frequenz schwingen. Meine DVD *Visualizations for Self-Empowerment* enthält viele hilfreiche Visualisierungen, die Sie in Ihren Heilungsprozess integrieren können. Da diese Techniken in dem Buch *Intention heilt* nicht wiederholt werden, sollten Sie diese Informationen noch einmal durchgehen, um daraus den größtmöglichen Nutzen für Ihre Heilreise zu ziehen. Denken Sie daran, Visualisierungen können in Kombination mit jeder anderen Behandlungsmethode eingesetzt werden.

Integrieren Sie Ihre Visualisierungen in Ihr tägliches Leben, machen Sie daraus eine Routine. Verändern Sie sie und kombinieren Sie sie, damit Sie sich darauf freuen. Es sollte eine freudige Erfahrung sein, denn Übungen, die das Gehirn stimulieren, sind mit der richtigen Motivation um einiges effektiver. Aus diesem Grund sollten Sie sie an Ihre persönlichen Belange anpassen: Ihre Visualisierungen sollten *lustig, stimulierend und bedeutsam für Sie* sein.

Verlassen Sie sich darauf, dass Sie sich daran erinnern, was Sie liebten, oder erschaffen Sie sich eine Erinnerung dessen, was Sie tun möchten, und studieren Sie dies ein, so als ob es stattfinden würde.

Verwenden Sie Ideen aus Ihren *Intentionsschaubildern,* um die Visualisierungen angenehm, realistisch und automatisch zu machen. Seien Sie sich bewusst, dass Sie Ihre Welt auf eine Weise wahrnehmen, die für Sie sehr bedeutsam und hilfreich ist, und verändern Sie Ihre Realität so, wie Sie für Sie sein soll.

Visualisierungen sind für Sie vielleicht Neuland, seien Sie also geduldig, denn es kann einige Zeit dauern, bis Sie die Veränderungen in Ihr Leben integriert haben. Visualisierungen vor dem Zubettgehen schaffen optimale Bedingungen für Veränderungen, da Sie Ihre Intentionen festlegen und bewusste Visualisierungen auf den unbewussten Schlaf in Ihrem imaginativen Zustand ausrichten. Eine weitere optimale Bedingung dafür ist ein meditativer Zustand, wenn das bewusste Selbst Ihre kreative Fähigkeit zur Veränderung nicht außer Kraft setzt.

Verändern Sie das Muster Ihrer Vergangenheit, denn dadurch verändern Sie Ihre Gegenwart und Ihre Zukunft. Verlernen Sie negative Muster, indem Sie sie durch positive ersetzen. Visualisierungen stärken für Sie wertvolle neuronale Pfade und Verbindungen. Visualisierungen sind mentale Übungen, mit denen Sie sich die Kraft Ihrer Intentionen zunutze machen können.

Wir nehmen unsere Realität
auf eine Weise wahr,
durch die unsere Bedürfnisse
weitestgehend erfüllt werden.
Daher ist unsere Welt so,
wie wir sie haben möchten.

ADAM

Zusammenfassung der Visualisierungen

Verändern oder passen Sie die Visualisierung so an, dass Sie Ihnen angenehm ist. Sie können Visualisierungen als ein Werkzeug einsetzen. Ihre Reaktion darauf ist ein sehr individueller Prozess, genauso individuell wie die Behandlung, die am besten bei Ihnen wirkt. Stellen Sie sich die folgenden Fragen:

1. Habe ich meinen Problembereich eingehend genug untersucht, um eine präzise Visualisierung erstellen zu können?
2. Verstehe ich die körpereigenen Heilmechanismen in diesem Bereich?
3. Weiß ich, wie dieser Bereich einwandfrei funktioniert und gesund ist?
4. Habe ich anatomisch richtige Visualisierungen durchgeführt oder allgemeine Visualisierungen entsprechend meinen spezifischen Herausforderungen variiert?
5. Habe ich die für mich relevanten spezifischen Visualisierungen verändert und sie an meine Lebenserfahrungen angepasst?

Alle Visualisierungen in diesem Buch zielen darauf ab, dass Sie sich wohler fühlen, wenn Sie das, was bei Ihnen am besten funktioniert, erforschen und üben. *Versuchen Sie es!* Der wichtigste Schritt hin zur Selbstermächtigung besteht darin, sich mit sich selbst wohlzufühlen. Vertrauen Sie sich auf Ihrem Weg nach vorn!

Genau darum geht es bei der Heilung mit Intentionen!
Übung macht den Meister!
Sie haben nun die Werkzeuge.
Es hängt von Ihnen ab.
Genießen Sie die Reise!

Visualisierungen für die Heilung

Die folgenden Beispiele von Visualisierungen sind nur ein kleiner Teil der Abertausend Visualisierungen, die ich per E-Mail oder Brief erhalten habe. Diese individuellen Visualisierungen stammen von Menschen, die meine *Dreamhealer*-Bücher gelesen, die DVD gesehen und/oder an meinen Workshops teilgenommen haben. Ich fühle mich inspiriert, wenn ich höre, auf welch kreative Weise die Menschen die Techniken zur Visualisierung einsetzen, um ihre ganz besonderen gesundheitlichen Herausforderungen anzugehen. Wie Sie sehen werden, haben diese Menschen die Grundprinzipien der Visualisierung angewandt und ihnen für ihre eigene Heilung einen Sinn gegeben. Ich hoffe, Sie lassen sich dadurch inspirieren und motivieren, wenn Sie Ihre eigenen einzigartigen Visualisierungen zur Verbesserung Ihrer Gesundheit entwickeln.

Allgemeine Visualisierung
Meiner Meinung nach ist es wichtig, mit einem Lächeln am Morgen aufzuwachen und sich den ganzen Tag ein Lächeln zu bewahren! Lächeln Sie und die Welt wird mit Ihnen lächeln! Was auch immer Sie visualisieren – stellen Sie sicher, dass Sie die ganze Zeit *lächeln.* Ein Lächeln dringt in den Kern Ihres Seins und genau das brauchen Sie, damit sich Veränderungen manifestieren.

Allgemeine Visualisierung
Wenn ich einatme, visualisiere ich Atmung bis zur Zellebene und dehne das Licht bis tief hinein in mein Skelett und all meine Körperzellen aus. Dann spüle ich negative Muster hinaus, die sich meistens bis zum Alter von 5 Jahren in uns gebildet haben. Das hat mir sehr geholfen, um in meine Kraft zu kommen.

Allgemeine Visualisierung
Ich stelle mir den Himmel in einer sehr klaren Nacht vor. Ich visualisiere, dass ich den Mond, die Sterne, die Sternschnuppen, die Kometen, den Kleinen Wagen und den Großen Wagen in mein Sein hinein atme. Dann visualisiere ich, wie der Kleine Wagen die Sterne und Sternschnuppen durch meine Röhren, Klappen, meine Tuben, meine Arterien und meine Venen gießt. Am anderen Ende ist der Große Wagen, der all den Abfall aufnimmt, der aus meinen Röhren durch die Kraft der Sterne und Sternschnuppen hinausbefördert worden ist. Ich bin nun gereinigt von allen negativen Substanzen in meinem Körper.

Allgemeine Visualisierung
Wenn ich krank bin oder intuitiv fühle, dass etwas „ausgeschaltet" ist, gehe ich unter die Dusche. Wenn das Wasser über meinen Kopf hinunterströmt, visualisiere ich, wie statt Wasser Farben durch mein Kronenchakra strömen, alle meine Chakren durchfließen und sich in meinem ganzen Körper verteilen. Dann sehe ich, wie alles Negative aus meinem Körper heraus- und den Abfluss der Dusche hinuntergespült wird.

Allgemeine Visualisierung
Deine Bücher haben mich inspiriert, ein Katalysator für meine eigene Heilung zu sein … und niemals die Hoffnung zu verlieren. Ich fühle mich bereits vitaler in Körper, Geist und Seele. Ich verehre alles Leben in jedem Augenblick und bin mir dessen Intelligenz nun bewusst. Gott segne Dich dafür, dass Du so vielen Millionen Menschen dabei hilfst, sich selbst zu heilen.

Süchte
Ich verwende Licht, um die Dopaminrezeptoren in meinem Gehirn zu öffnen und zu reinigen. Dann setze ich einen Dopaminstoß und einen Enzymstoß frei, der die Reaktion meines

Gehirns auf Dopamin kontrolliert. Indem ich auch das Enzym freisetze, das normalerweise durch die von den Drogen hervorgerufene Blockierung der Rezeptoren und Transmitter gehemmt wird, reagiert mein Gehirn ganz normal auf das Dopamin.

Da ich mein Suchtmuster kenne, reguliere ich die Dopaminverteilung und bringe sie auf ein normales Niveau zurück. Somit gleiche ich das Ungleichgewicht aus, das diesen überwältigenden Appetit nach Drogen hervorruft. Nach 2 bis 3 Wochen regelmäßiger Anwendung habe ich meine extremen Gelüste überwunden.

Haarausfall

Danke für Deine inspirierende Arbeit! Ich litt unter Haarausfall und viele Hautärzte sagten mir, es sei unmöglich, dass mein Haar jemals wieder nachwachsen würde. Nachdem ich Deine Bücher gelesen und mehrere Workshops besucht habe, habe ich nun eine Mähne! Ich visualisiere, wie welliges, dickes Haar wächst, und es geschieht! Mein Haar wächst immer weiter. Danke!

Alzheimer

Bei mir wurde eine frühe Form von Alzheimer diagnostiziert. Ich verwende die Visualisierung mit dem leuchtenden Blitz in Kombination mit lebhaften Erinnerungen an Energie und beende sie mit dem Wasserfall. Ich habe das Gefühl, dass sich mein Erinnerungsvermögen verbessert, wenn aus meinen energetischen Fingernägeln die leuchtenden Blitze herausschießen (ich habe Krallen). Wow! Viel Glück mit Deinen Studien an der Universität.

Arthritis

Wenn ich meine Visualisierung für meine leicht geschwollenen Fingergelenke mache, visualisiere ich, wie die Arthritis in weißen Flocken sanft hinausfließt und sich in Luft auflöst.

Bellähmung
Ich verwende Adams Vorschlag der leuchtenden Blitze, die durch die Oberseite meines Kopfes in meinen Körper dringen, insbesondere in die rechte Seite meines Gesichts und die Rückseite meines Kopfes. Ich visualisiere in einem ruhigen Moment während meines Tages. Ich versuche auch, abends vor dem Schlafengehen zu visualisieren.

Krebs
Ich visualisiere einen kleinen Staubsauger, der die Krankheit aus allen Ecken saugt.

Unterstützung bei der Chemotherapie
Ich erhalte eine Chemotherapie und auch Bestrahlungen. Ich visualisiere die Moleküle der Chemotherapie als Silbermoleküle, die wie ein Kugellager durch das flüssige Medikament hindurchlaufen. Die Moleküle bilden einen zusammenhängenden Strang und sind in der Lage, die Krebszellen zu umschließen und sie zu verfremden, damit sie nicht mehr miteinander kommunizieren können. Dann stelle ich mir vor, wie die Moleküle in der Lage sind, die Krebszellen zu zerstören, indem sie explodieren und die Krebszellen verdunsten lassen. Danach stelle ich mir einen blauen Engel vor, der blaues Wasser durch meinen Kopf in meinen Körper gießt, um die Schädigungen in meinem Körper zu reparieren.

Blasenkrebs
Ich stelle mir Millionen von zischenden, heilenden Blasen vor, so wie sie entstehen, wenn man Mineralwasser in ein Glas füllt. Ich fühle dieses Zischen dort, wo mein Schmerz ist. Ich fühle, wie dieses Zischen meinen Schmerz auflöst und heilenden Sauerstoff in meinen Körper bringt. Ich verwende diese Visualisierung zur Heilung meines Krebses. Im letzten Juli hat man bei mir einen Blasenkrebs, Stadium 4, diagnostiziert und

meine Lebenserwartung lag nur noch bei ein paar Monaten. Nachdem ich diese Visualisierung jeden Tag und jede Nacht durchgeführt habe, stellten die Ärzte voller Überraschung eine deutliche Verbesserung meines Gesundheitszustandes fest. Seit damals bekam ich keine Chemotherapie mehr und musste keine Medikamente mehr nehmen. Ich mache diese Visualisierung weiterhin häufig und nun ist der Krebs fast verschwunden.

Brustkrebs

Mein Mantra (oder mein Selbstgespräch) bei Angst oder irgendeiner anderen unnötigen Emotion lautet: Ich bin glücklich, ich bin gesund, ich bin heilig. Das erinnert mich daran, dass ich Teil von etwas viel Größerem bin und dass ich im Grunde genommen ein froher Mensch und tatsächlich gesund bin! Ich *sehe* mich selbst glücklich und gesund, und was ich heute *sehe,* das werde ich morgen sein!

Leukämie

Ich sehe, wie ein Blitz mein Knochenmark trifft. Ich sehe dies als Gottes heilende, von vollkommener Liebe erfüllte Energie, die in mein Knochenmark geleitet wird. Damit danke ich auch den Leukämiezellen, da sie meine Aufmerksamkeit erhalten, und ich lasse sie wissen, dass ich sie nicht mehr länger benötige und sie gehen müssen. Der Blitz erfüllt nun mein Knochenmark mit vollkommen gesunden Blutzellen, die in der Lage sind, perfekt zu funktionieren. Dieser „Blitz" bringt auch alle Zellen in meinem Knochenmark ins Gleichgewicht für meine optimale Gesundheit.

Lungenkrebs

Ich habe mir Adams DVD gekauft und mich gleich zu Beginn auf die Feuer-, Krebs-, Lungen-, Emotions- und Wasserfallvisualisierungen fokussiert. Ich führte jede einzelne Visualisierung

5 Minuten lang durch, gefolgt von guten Absichten für den Tag. Sobald ich die Nachricht erhalten hatte, dass mein CT-Scan frei von Tumoren war, fokussierte ich mich auf die Feuer-, Lungen-, Emotions- und Wasserfallvisualisierungen, auch wieder jeweils 5 Minuten lang, gefolgt von guten Absichten. Ich mache dies in meinem Büro an meinem Rechner.

Multiples Myelom
Als ich Dich vor 5 Jahren zum ersten Mal getroffen habe, litt ich unter einem Multiplen Myelom, und es war nicht zu erwarten, dass ich mich davon erholen würde. Vor Kurzem traf ich den Arzt, dessen zweite Meinung ich mir eingeholt hatte, und er war überrascht, mich nach 5 Jahren wiederzusehen. Er konnte die Ergebnisse meiner Bluttests nicht glauben und auch nicht, dass es nach 5 Jahren *kein Zeichen* des Multiplen Myeloms mehr gab. Er sagte mir immer wieder, dies sei sehr selten, eigentlich sehr ungewöhnlich. Er wollte genauestens wissen, was ich getan hatte, also erzählte ich ihm von Deinen Büchern und Workshops. Zu meinem großen Bedauern habe ich den kürzlich stattgefundenen Workshop von Adam verpasst, aber ich war das ganze Wochenende Rad fahren. Danke Dir Adam für dieses Geschenk!

Empfindlichkeit gegenüber Chemikalien
Ich bin Chemikalien gegenüber empfindlich und ich freue mich sehr, darüber zu berichten, dass es mir viel besser geht, seit ich die Visualisierungen mache, nachdem ich an 2 Workshops teilgenommen und deine Bücher/DVD gelesen bzw. gesehen habe. Ich visualisiere, wie ich von all den Chemikalien umgeben bin, auf die ich gewöhnlich reagiere, doch meine Zellen bleiben ganz entspannt. Jede Zelle in jedem Organ ist entspannt. Ich stelle mir vor, wie meine Organe alle Toxine ausfiltern, doch meine Zellen bleiben entspannt, ruhig und vollkommen unbeeinflusst. Es funktioniert! Danke Adam.

Chronisches Müdigkeitssyndrom
Ich beginne jede Sitzung mit der Aussage: „Ich erschaffe mir meine eigene Realität und in dieser Realität …" gefolgt von den individuellen Aussagen wie „Ich erschaffe ein vollkommen gesundes Herz- und Kreislaufsystem, ein vollkommen gesundes Gehirn und neurologisches System." Wenn ich mich an jedes System wende, sehe ich, wie es in weißem Licht „leuchtet".

Morbus Crohn
Gestern nahm meine Familie zum zweiten Mal an Deinem Workshop teil. Ich wollte Dir vor allem persönlich für deinen Heilworkshop vor einem Jahr danken, durch den mein Sohn von einem zwölf Jahre andauernden Kampf gegen Morbus Crohn geheilt wurde. Er ist vollkommen gesund und seitdem vollkommen frei von Symptomen. Die Wirkung der gestrigen Heilung bei mir hatte ich nicht erwartet!

Depression
Ich stelle mir vor, dass ich vollkommen aus Licht bestehe. Dann stelle ich mir vor, wie ich hoch oben auf einem Berg stehe und mich voller Stolz und Vertrauen umschaue, in Frieden mit mir selbst und der Welt unterhalb von mir. Ich sehe, wie ich heller und heller werde, bis ich vollkommen aus weißem Licht bestehe. Ich stelle mir vor, zu sehen, wie die Dunkelheit meinen Körper verlässt und zurück zur Sonne gebracht wird, um wieder in positive Energie umgewandelt zu werden. Ich sehe mich selbst lachen und mich an der Gesellschaft meiner Lieben erfreuen, tanzen und singen etc.
Ich wiederhole dies einige Male am Tag.

Fettverbrennung
Ich mag die Visualisierung wirklich sehr, die du in deinem letzten Newsletter über die Mitochondrien veröffentlicht hast, die Fettzellen auffressen. Ich habe dem Ganzen noch eins

draufgesetzt und begonnen, ein kleines Lied zu singen darüber, wie meine Mitochondrien all meine Fettzellen auffressen … und wenn ich dies tue, *dann schaudert es mich zur Bestätigung!*

Fibromyalgie

Immer wenn ich Schmerzen habe (durch meine Fibromyalgie), lege ich mich hin und beginne, langsam tief zu atmen und meine Lungen zu füllen, damit sie sich ausdehnen. Beim Ausatmen visualisiere ich dann, wie Energie zu meiner schmerzenden Stelle strömt. Manchmal kann ich tatsächlich Hitze oder ein Kribbeln an der schmerzenden Stelle fühlen. Dann weiß ich, dass es funktioniert.

Danke dafür, dass Du die Wahrheit darüber verbreitest, wie wir uns selbst heilen können. Nach 3 Jahren bin ich immer noch frei von den Symptomen der Fibromyalgie, dank Dir und Deiner Lehren. Meinen Reiki-Klienten erzähle ich von meiner Heilung und empfehle ihnen Deine Bücher und Deine Visualisierungen für ihre Heilung.

Magenbeschwerden

Ich umgebe meinen Magen und die Körpermitte mit einem grünen leuchtenden Licht. Ich mache meine Visualisierungen in einem ruhigen Moment während meines Tages. Ich versuche auch, sie abends zu machen, kurz bevor ich schlafen gehe. Am Ende spreche ich das Mantra: „Es kann mir besser gehen. Es wird mir besser gehen. Es geht mir gut." Ich wiederhole dies jeden Tag so oft wie möglich und ganz besonders während der Zeiten, in denen ich über meine gesundheitlichen Probleme nachdenke.

Hashimotosyndrom

Ich hatte schon immer das Gefühl, dass mein Körper dieses Ungleichgewicht in meinem System heilen kann. Daher bin ich natürlich überglücklich, dass meine Bluttests nach fast zwei

Jahren niedrigere Werte als normalerweise üblich anzeigen. Ich visualisiere weiterhin mein Endokrinum, wie es wie ein Schweizer Uhrwerk funktioniert.

Herz

Gestern habe ich an Deinem Workshop teilgenommen, da ich eine vergrößerte linke Herzkammer habe, ein niedriges Herzminutenvolumen und eine leichte Herzinsuffizienz. Auf der Fahrt zu Deinem Workshop hatte ich meine übliche Kurzatmigkeit und Herzklopfen/Herzrhythmusstörungen. Gleich nach Deinen Energiebehandlungen war ich zum ersten Mal seit fast einem Jahr in der Lage, vollkommen tief und mühelos einzuatmen! Nun bin ich zu Hause und bin *nicht* mehr kurzatmig, selbst nach flotten Spaziergängen. Ich kann dies nur Deinem Workshop zuschreiben und kann Dir nicht genug danken. Ich freue mich schon, Dich bei Deinem nächsten Workshop wiederzutreffen!

Herz

Ich werde Dich niemals vergessen, Adam, und die heilende Freude, die Du in mein Leben gebracht hast. Ich bin praktizierender Reiki-Meister und habe jetzt ein erfülltes Leben, indem ich Menschen helfe. Ich arbeite auch an einem der privaten Krankenhäuser zusammen mit einem sehr berühmten amerikanischen Herzchirurgen. Das wird ein sehr aufregendes Jahr für uns, wenn wir Deine Visualisierungen und Atemtechniken für die Heilung einsetzen. Wir unterrichten Ärzte in Deinen Heilmethoden.

Bluthochdruck

Ich verwende blaues Licht, das meinen ganzen Körper und mein Herz umgibt. Ich mache meine Visualisierungen, kurz bevor ich schlafen gehe.

Erinnerungsvermögen
Die Visualisierungstechnik, bei der Licht wie ein leuchtender Blitz herabkommt, ist für mich am hilfreichsten. Ich lasse es in meinem Kopf haltmachen. Dort saust das Licht umher und richtet falsche Verdrahtungen, die mein Erinnerungsvermögen beeinträchtigt und mentale Klarheit verhindert haben, neu aus. Ich mache dies morgens zusammen mit meinen normalen Meditationen und finde es sehr hilfreich.

Multiple Sklerose
Ich entspanne mich und mache es mir bequem. Ich stelle mir vor, wie von einem Punkt, eine Armlänge oberhalb meines Kopfes, eine goldene Farbe kommt, die meinen ganzen Körper in Form eines Eies umhüllt, das unter meinen Füßen endet. Ich stelle mir dann vor, wie ich einen weichen langen Pinsel in ein goldenes, liebevolles Licht tauche und damit jede Stelle bemale, an der ich Schmerzen oder ein Problem habe, sei es emotional oder körperlich. Dann entspanne ich für ca. 20 Minuten. Das hat mir geholfen, jede Zelle mit Licht zu füllen, und ermöglicht es, die Schatten und dunklen Stellen zu transformieren. Es hilft mir tatsächlich bei meiner MS.

Multiple Sklerose
Ich knüpfe Myelin um meine Nerven herum. Dann dehne ich meine Nerven aus und umhülle sie mit einem Myelin-Band.

Multiple Sklerose
Ich regeneriere Gewebe – die Myelin-Umhüllung, die meine Nerven umgibt. Ich knüpfe Material zusammen und ummantele die Fasern, indem ich ein stets dichter werdendes Material webe und es dort anbringe, wo es notwendig ist. Um dieses Material an die entsprechende Stelle zu bringen, injiziere ich Lichtenergie direkt in den Bereich hinein, an dem ich arbeite, und verstärke ihn mit intensiven Lichtstrahlen.

Muskeln

Diese Visualisierung wurde durch Deine Reihe von Visualisierungen auf Deiner DVD und auch durch eine besondere Szene in einem der Harry-Potter-Filme inspiriert. Zuerst visualisiere ich die Form eines Bizepsmuskels und beginne, ihn allmählich einzufrieren (wie in der Szene am gefrorenen See, in der Harry Potter zusammen mit seinem Vater auf dem Grund des Sees liegt). Ich sehe, wie die Muskeln allmählich von Raureif überzogen werden und dann sehe ich, wie der ganze Muskel gefroren ist (wie bei tiefgekühltem Fleisch). Ich halte diese Visualisierung eine Weile aufrecht, und dann mache ich weiter und sehe, wie er allmählich auftaut, bis er rot und gesund ist. Ich visualisiere weiter und entferne die Muskeln vom Kochen, indem ich mit meinen beiden Händen den Muskel ergreife. (Dies ist Teil einer indianischen Kopfmassage). Dann lasse ich den Muskel los. Für gewöhnlich mache ich diese Visualisierung zwei oder drei Mal in einer Sitzung.

Schmerzen

Ich lege mich auf eine Decke auf einem schönen grünen Rasen, ohne dass irgendjemand oder irgendetwas meine Privatsphäre stören könnte. Es ist ein schöner warmer Tag und die Sonne blendet mich nicht. Ich spüre eine leichte Brise und liege ganz bequem da. Meine Arme sind entlang meines Körpers ausgestreckt und meine Handflächen zeigen nach oben. Ich schaue in den Himmel hinauf und eine wunderschöne silberne Wolke beginnt, sich am Himmel zu bewegen, bis sie direkt über mir ist. Sie stoppt und beginnt zu schimmern und heller zu werden. Dann löst sich ganz sanft aus ihr ein weißer Nebel, der wie Diamanten glitzert, und legt sich auf meinen Körper. Er legt sich insbesondere vermehrt an meiner schmerzenden Stelle nieder und diese beginnt, sich warm und sehr wohlig anzufühlen. Eine süße sanfte Stimme flüstert in mein Ohr und sagt mir, dass ich von diesem Schmerz geheilt bin.

Entspannung

Meine Zellen empfangen und übermitteln Emotionen in Form von Licht. Daher stelle ich mir mich selbst so ruhig wie möglich vor. Ich stelle mir vor, wie ich dieses Gefühl der Ruhe in meine Zellen hineinprojiziere. Meine Zellen erkennen diesen emotionalen Input, der sich vom Licht unterscheidet und durch den eine intensivere Form von Erleichterung entsteht, als nur allein durch Licht. Wenn ich dann diese wunderbare, ruhige Emotion meinem Gehirn direkt verabreiche, falle ich oft in einen tiefen Schlaf.

Schlaf

Ich visualisiere mich selbst in einem heilsamen Bad, wenn ich abends ins Bett gehe. Ich visualisiere heilende Blasen, die meinen Körper umgeben, und Energie, die in meine Zellen dringt. Meine Muskeln beginnen tatsächlich zu zucken, und wenn ich nicht aufpasse, bin ich zu energetisiert, um schlafen zu können! Wunderbar! Bevor ich abends einschlafe, liege ich auf meinem Bett auf dem Rücken, die Füße einige Zentimeter auseinander, die Arme und Hände flach neben mir.

Bei jedem Einatmen visualisiere ich weißes heilendes Licht, das sich von meinen Zehen immer weiter durch meinen ganzen Körper hindurch nach oben bewegt. Bei jedem Ausatmen dränge ich alles Ungesunde/Negative hinaus und heile und ersetze es mit weißem Licht. Wenn ich fühle/sehe, dass der Fluss des weißen Lichtes unterbrochen wird oder sich verlangsamt, dann weiß ich, dass ich das Licht anhalten und mich auf diese besondere Stelle konzentrieren muss, bevor ich weitermachen kann. Das Licht wandert von meinen Zehen hoch zu meinen Knien, zu den Hüften und durch jedes innere Organ hinauf durch meine Schultern hindurch. Das Licht trifft dann auf das Licht, das von meinen Fingerspitzen meine Arme hinauf, über meinen Nacken bis hin zu meinem Kopf gewandert ist und ihn erfüllt. Wenn ich nur noch „weißen Rauch" ausatme, falle ich in einen tiefen, heilsamen Schlaf.

Schlaf
Ich möchte gerne mitteilen, wie es ist, geleitet zu werden. Ich hatte die Empfindung, eingetaucht zu werden in ein tiefblaues, sprudelndes Becken, das gefüllt war mit einer Flüssigkeit. Botschaften schienen durch mich hindurchzuströmen und führten zu einem rhythmisch pulsierenden Gefühl im ganzen Körper. Ein helles weißes Licht strahlte von meinem Gesicht aus. Mit diesen Empfindungen erhielt ich Anweisungen, wie ich meine Schlaflosigkeit kurieren könnte. Mir wurde erklärt, dass meine Gedanken Energie seien. Es wurde mir bewusst, dass sich meine Energie in Spiralen aufstaut und fragmentiert, und der Versuch, dies zu entschlüsseln, hält mich bis zum Morgengrauen wach. Die Lösung hierfür ist eine Visualisierung: ganz entspannt einatmen und die durcheinandergeworfenen Gedanken in Form von Rauch ausatmen. Ich schlafe jetzt so tief und erholsam wie noch nie zuvor. Also noch einmal, Adam, meine tief empfundene, bescheidene und ewige Dankbarkeit.

Rauchen
Ich lokalisiere einen Bereich in meiner DNA, in dem ein Blinklicht die falsche Botschaft anzeigt, dass ich rauchen muss. Danach stelle ich mir vor, wie ich eine kleine goldene Pinzette in die eine Hand nehme und diese Botschaft dort herausziehe. Gleichzeitig halte ich in meiner anderen Hand einen Laser, und indem ich das Licht in diesen Bereich strahlen lasse, wird nun die neue Botschaft: „Ich bin Nichtraucher" oder „Mein Verlangen nach Tabak in jedweder Form ist verloren gegangen" in den Bereich eingebrannt, an dem sich zuvor die alte Botschaft befand, dass ich Raucher bin.

Wirbelsäule
Ich visualisiere meine Wirbelsäule mit der sich darin befindlichen Rückenmarkflüssigkeit im Zentrum meines Körpers. Ich stelle mir vor, dass diese Flüssigkeit in ihrer Essenz göttlich

ist. Sie ist seidig, samtig und leuchtet silbern. Dann stelle ich mir vor, dass dieses silberne Strahlen sich in meinem ganzen Körper ausbreitet und ausdehnt und ihn vollkommen damit erfüllt. Ich erlaube, dass mein Kopf davon erfüllt wird und es sich in meine Brust, mein Herz und meinen Kopf ergießt. Das silberne Licht spült meine Nebenhöhlen und nährt mein Gehirn. Ich lasse es sich in meinen Armen und Händen ausbreiten. Es füllt meinen Bauchbereich und die Verdauungsorgane. Ich bin durchdrungen vom silbernen Strahlen, das von meinem Zentrum erschaffen wurde. Ich lasse mich von meinem Kopf bis zu meinen Zehen damit ausfüllen, bis mein ganzer Körper in leuchtendem Silber strahlt, das mich nährt. Ich bin durchdrungen von silbernem Licht, das von meinem Zentrum erschaffen wurde.

Schlaganfall
Ich stelle gescannte Bilder aus Deinen Büchern in meinem Heilbuch zusammen, dadurch habe ich immer eine visuelle Hilfe für die Visualisierungen, mit denen ich meinen Körper von einem Schlaganfall und von Diabetes heile. Ich sehe mich in Form eines Hologramms, das die vollkommene Information über meine Gesundheit enthält. Dann fokussiere ich mich darauf, weiße Blutzellen zu visualisieren, die jede durch meinen Schlaganfall beschädigte Stelle reinigen. Ich sehe Blitze aus weißem Licht, die meine linke Schulter, meinen linken Arm, mein Handgelenk, Hand und Finger, Fuß, Fußgelenk, Bein und Hüfte wieder aktivieren und es mir dadurch ermöglichen, mich wieder ohne Schmerzen oder Beschwerden frei zu bewegen. Ich sehe, wie meine linke Seite wieder vollkommen hergestellt wird, damit ich mich wohlfühle und mich mit Leichtigkeit bewegen kann.

Virus
Ich stelle mir vor, dass das Licht wie eine Insektenfalle ist, die man dafür verwendet, um Insekten vor dem Haus zu töten.

Ich sehe einen einzelnen Virus, wie er sich auflöst, wenn er von dem Licht getroffen wird und sich in Staub verwandelt. Dann stelle ich mir vor, Tausende Viren zu sehen, wie sie vom Licht aufgelöst werden. Ich wiederhole dies, und jedes Mal stelle ich mir vor, wie sich ihre Zahl verringert, da immer mehr abgetötet worden sind. Ich visualisiere, wie der zurückbleibende Staub durch meine Nieren entfernt wird. Ich sehe und weiß, dass ich sie alle zerstört habe und mein Körper rein ist.

Spiritualität
Ich bin eine Haida (ein Indianerstamm in Kanada) und habe in unserer Gemeinschaft die Traurigkeit, den Verlust und den Kummer erlebt, der sich in körperlichen Erkrankungen manifestiert – hauptsächlich Herzkrankheiten, Diabetes und Süchte (Alkohol, Drogen, Essen und Zigaretten). Ich fühle, dass *das*, was mein Volk braucht, diese Selbstermächtigung ist, die Du zu lehren hilfst. Unser Volk hat diese Fähigkeit durch das Regierungssystem, Internate und sexuellen, körperlichen und spirituellen Missbrauch „verloren". Ich habe an Deinen Workshops teilgenommen, Deine DVD angeschaut und Deine Bücher gelesen. Ich werde nun wieder die Kontrolle über manche Dinge in meinem Leben übernehmen und werde dies mit anderen in der Gemeinschaft teilen. Danke für deine Inspiration.

Spiritualität
Viele der von Dir auf der Konferenz dargelegten Überzeugungen sind Überzeugungen der Indianer. Unsere Leute sind sehr spirituell. Mit Worten kann ich meine Gefühle nicht beschreiben, als ich dich traf. Ich wollte einfach weinen, und es fiel mir sehr schwer, überhaupt zu sprechen. Es war so, als würde ich jemanden treffen, den ich vor langer Zeit verloren und endlich wiedergefunden habe. Das zu sehen, was ich sah, das zu hören, was ich hörte, das zu fühlen, was ich fühlte, war eine Erfahrung, die ich nie mehr vergessen werde. Es vergeht

kein Tag, an dem Du nicht in meinen Gedanken bist. Du hast den Anstoß dazu gegeben, dass viele Gedanken meiner Lehren der Ältesten, der Medizinmänner und der Heiler zu mir zurückgekehrt sind. Adam, Du hast mir geholfen, mich daran zu erinnern, wer ich bin, woher ich komme und welches Glück ich habe, dass es so viele besondere Menschen in meinem Leben gibt. Ich möchte Dir einfach nur aus tiefstem Herzen und aus tiefster Seele danken.

Spiritualität
Deine Bücher haben mir ganz enorm geholfen, denn du hast wirklich eine Art, schwierige Dinge leicht verständlich zu machen. Ich bin Bibelschüler und finde es interessant, dass alles, was du lehrst, in Übereinstimmung mit der Schrift ist. Du lehrst eine Menge über Quantenphysik, deine Quelle der Energieheilung. Das ergibt für mich und für meinen Glauben an „Gott" einen Sinn. In der Tat, Gott verwendete deine Bücher, damit ich erkennen konnte, wie „Er" gleichzeitig sowohl auf einem Gebiet als auch auf einem anderen arbeitet, denn *alles* ist Gott.

Das, was uns scheinbar trennt,
ist nur eine Illusion.
Daraus folgt, dass das,
was wir für uns selbst tun,
letztendlich das ist,
was wir für jeden von uns tun.
Einander zu helfen
führt zwangsläufig dazu,
dass wir wahrhaft
uns selbst helfen.

ADAM

Wenn Sie Ihre kreativen Visualisierungen oder Referenzen mitteilen möchten, dann senden Sie uns diese per E-mail an: *visualizations@dreamhealer.com*

Viel Glück auf Ihrer Heilreise und ich hoffe,
dass Sie dieses Buch dazu inspirieren konnte,
den Heiler in Ihnen zu erwecken.

Bleiben Sie dran!

Danksagung

Mein Dank gilt Dr. Bruce Lipton, Dr. Lee Pulos, Dr. Heather Fay, Dr. Edgar Mitchell und Dr. Warren Bell für ihre Inspiration und ihre Worte der Weisheit.

Dank an Dr. Doris Lora, meine Verlegerin, und an Ivan Rados, Künstler, für deren Hilfe bei der Gestaltung dieses nützlichen Leitfadens und Arbeitsbuches.

Ganz besonderer Dank gilt meinen Eltern, Frank und Liz, für ihre Hingabe, und meiner Schwester Sarah für ihre zeitweise Hilfe.

Vielen Dank auch an meine Großeltern, Ken und Doris, für ihren Enthusiasmus und ihre Unterstützung meiner Arbeit.

Und ein ganz besonderer Dank gilt den Lesern meiner Bücher, den Teilnehmern an meinen Workshops und jenen, die freiwillig ihre Antworten auf Umfragen und ihre Empfehlungen eingebracht haben, um anderen Menschen zu helfen.

Über den Autor

Adam ist ein international anerkannter Energieheiler, Bestsellerautor und Referent. Er verbindet seinen von den Indianern (Ureinwohner Amerikas) stammenden Hintergrund als Heiler mit gechannelten Einsichten und akademischem Wissen über Molekularbiologie. Er ist sich seiner Fähigkeiten bewusst, die Gesundheit zu beeinflussen, und hat sich dem Lehren von Techniken zur Selbstermächtigung verschrieben, wodurch er andere Menschen in die Lage versetzt, Zugang zu ihren eigenen angeborenen heilerischen Fähigkeiten zu erlangen.

Sein Fokus liegt darauf, eine Brücke zu bauen zwischen aktuellster Wissenschaft und unseren intuitiven Fähigkeiten zu heilen, somit ... *Intention heilt!*

Informationen von Adam finden Sie unter
www.dreamhealer.com

Weitere Literatur aus dem Arbor Verlag

Adam

Selbstheilung durch Visualisierung

Selbstheilung durch Visualisierung zeigt uns Schritt für Schritt, wie wir das Immunsystem aktivieren und Körper, Geist und Seele in ihr natürliches Gleichgewicht zurückführen können.

„Alles, was wir zu unserer Selbstheilung brauchen, liegt bereits in uns. Wir benötigen einfach nur die Instrumente, um uns in den Psyche-Immunsystem-Zusammenhang einzuklinken und ihn zur Heilung zu nutzen. Die Vermittlung wirkungsvoller Heilungstechniken ist der Schwerpunkt dieses Buches. Mit diesem Buch hoffe ich, für Millionen von Menschen Hilfe zur Selbsthilfe und Selbstheilung zu leisten."

Adam

Adam ist ein hochbegabter und außergewöhnlicher Fernheiler. Seit seiner Kindheit kann er die Energiefelder der Menschen sehen, spüren und lesen. Im Alter von sechzehn Jahren entdeckte Adam, dass er in der Lage ist, andere mental zu heilen. Seither hat er unzählige Menschen von Krankheiten und Schmerzen befreit. Adam ist davon überzeugt, dass es in Zukunft normal sein wird, mit der Kraft unserer Gedanken zu heilen.

Selbstheilung durch Visualisierung weist uns den Weg der Heilung – und lädt uns ein, auf diesem Weg unser volles geistiges Potenzial zu nutzen.

ISBN 978-3-936855-54-8

Adam

Quantenheilung

Der neue Weg zu Heilung und innerem Gleichgewicht

Geistheilung ist kein mysteriöses Phänomen, keine Gabe, über die nur wenige Auserwählte verfügen. Im Grunde sind wir alle dazu fähig. In diesem Buch erklärt Adam, wie wir lernen können, uns selbst und andere mental zu heilen. Als wäre das weiter nichts Besonderes, liefert er schlüssige wissenschaftliche Erklärungen für diese bisher als unerklärlich geltende Kunst.
Die Energie, die alles Leben im Universum verbindet, macht Fernheilung möglich. Hinzu kommt das Phänomen der so genannten Quantenfernwirkung. Adam erklärt diese komplexen Zusammenhänge auf eine leicht verständliche Art und Weise, in seiner gewohnt lebhaften und unterhaltsamen Art – einfach weil es für die praktische Selbstheilung sinnvoll ist, einen allgemeinen Überblick zu haben, wo Energie herkommt und wie sie funktioniert. Zudem möchte er mit seiner Darstellung des Energie-Begriffs dazu beitragen, den Heilungsprozess zu entmystifizieren und den Schleier der rituellen Geheimnistuerei zu heben, mit der die Kunst des Heilens oft umhüllt wird.
Praktische Anleitungen für Meditationen und Visualisierungen zur Selbstheilung, runden Adams Angebot an uns ab. Denn es ist Adam wichtig, uns unmißverständlich klar zu machen: Auch wir sind in der Lage zu heilen, wir alle. Und zwar uns selbst und andere, auch über Distanzen hinweg, genau wie er.

ISBN 978-3-936855-55-5

Llewellyn Vaughan-Lee

Die Matrix des Lebens

Das heilige Weibliche und die Wandlung der Welt

Wenn wir dem Leben dienen wollen – und damit unserem geliebten, verletzten Planeten und der ganzen Schöpfung –, bedarf es der Rückkehr des Weiblichen. Llewellyn Vaughan-Lee erläutert unsere Rolle in diesem Prozess, zeigt, wie wir das Männliche und das Weibliche in eine größere Harmonie bringen und die in Wahrheit nicht vorhandene Kluft zwischen Geist und Materie überbrücken können.

Wir haben lange in einer Welt gelebt, die von der Rolle des männlichen Bewusstseins beherrscht wurde – schneidend, linear, auf Erwerb gegründet. Das göttliche Weibliche ist demgegenüber dieser wahre Ozean einer „transformierenden Kraft", die uns ermächtigt, unsere heute so sehr verwundete und entwürdigte Welt zu heilen und zu transformieren.

Die Matrix des Lebens ist eine Einladung, eine offene Türe zu einer neuen Seinsweise, in wahrer Verbundenheit mit der Einheit allen Lebens. Ein Buch, das so viel von dem berührt, was wir intuitiv wissen, doch kaum je so treffend und klar zu sagen vermögen. Ein strahlendes, weises, inspirierendes und großzügiges Leuchtfeuer für all jene, die die globale Transformation, die im Augenblick stattfindet, verstehen und konstruktiv begleiten wollen.

ISBN 978-3-86781-024-1

Sue Patton Thoele

Das Abenteuer, du selbst zu sein

Ein sanfter Weg für Frauen zu Gelassenheit, innerem Frieden und einem offenen Herzen

Rund um Sie herum tobt das Chaos?
Kein Problem!
Auch dann ist es möglich, einen klaren Kopf zu bewahren und gelassen mit beiden Beinen fest im Leben zu stehen. Selbst den vielgefragtesten Frauen unter uns ist es möglich, Achtsamkeit im Alltag zu praktizieren und in den Genuss ihrer Vorzüge zu kommen.
„Das Abenteuer, du selbst zu sein" zeigt, wie Frauen „die Kraft der weichen Macht" in ihr geschäftiges, dynamisches Alltagsleben integrieren können.
In mehr als 60 einfachen und wirkungsvollen praktischen Anleitungen begleitet uns Sue Patton Thoeles neuestes Buch sanft, einfühlsam und mit viel Humor auf jenem Weg, der uns wie von selbst zu einem offenen Herzen, zu innerem Frieden und zu größerer Lebensfreude führt.

ISBN 978-3-86781-007-4

Andreas Knuf

Ruhe da oben!

Der Weg zu einem gelassenen Geist

Manchmal führt unser Geist sein eigenes Leben.
Unendlich vielfältig schwirren uns dann die Gedanken durch den Kopf, ziehen uns in ihren Bann und begeistern uns für neue Welten. Doch dann finden sie mal wieder kein Ende und es wird des Guten zu viel. Wenn nachts um vier unser rastloser Geist seine eigenen Wege geht, können wir erleben, wie uns unsere Gedanken und Gefühle fest im Griff haben. Wie eingefroren wird es uns dann unmöglich, diesen Augenblick zu genießen.

Zurück zur Energie des einfachen Seins.
Doch in Wirklichkeit sind wir weit mehr: Wir sind die beglückende Freude, die entsteht, wenn wir einfach nur in der Gegenwart sind, und von der wir gar nicht recht wissen, woher sie eigentlich kommt. Wir sind unser offenes Herz, das alles annehmen kann, uns selbst mit unseren kleinen Macken und Schwächen, aber auch die Menschen um uns herum. Wir sind die innere Stärke und Gelassenheit, die auch mit schwierigen Situationen zurechtkommt. Und wir ahnen: In der Welt jenseits der Gedanken können wir zurück „nach Hause" finden, zu uns selbst.
Ruhe da oben! ist ein Buch für alle, die ihrem umherirrenden Geist auf die Schliche kommen möchten und bereit sind, sich von der Energie des einfachen Seins anstecken zu lassen.

ISBN 978-3-86781-032-6

Online.

Umfangreiche Informationen zu unseren Themen, ausführliche Leseproben aller unserer Bücher, einen versandkostenfreien Bestellservice und unseren kostenlosen Newsletter. All das und mehr finden Sie auf unserer Website.

www.arbor-verlag.de

Mehr von Adam:

www.arbor-verlag.de/adam